DE

L'EXPOSITION D'ÉLECTRICITÉ

AU POINT DE VUE

MÉDICAL ET THÉRAPEUTIQUE

PAR

LE DOCTEUR G. BARDET

AVEC 41 FIGURES DANS LE TEXTE

PARIS

OCTAVE DOIN, ÉDITEUR

PLACE DE L'ODÉON, 8

1882

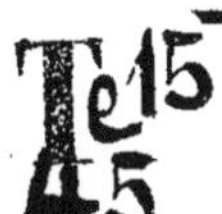

DE
L'EXPOSITION D'ÉLECTRICITÉ

AU POINT DE VUE

MÉDICAL ET THÉRAPEUTIQUE

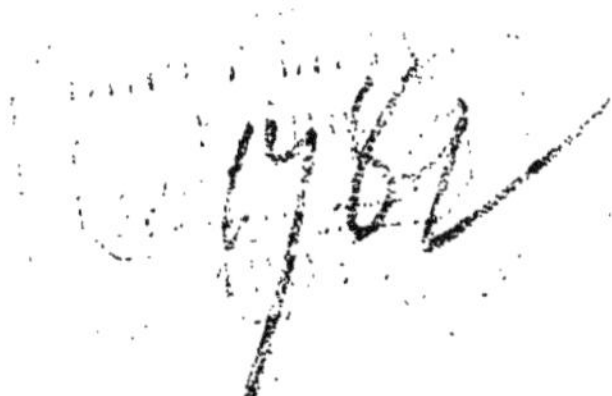

PARIS. — TYPOGRAPHIE A. HENNUYER, RUE D'ARCET, 7.

DE

L'EXPOSITION D'ÉLECTRICITÉ

AU POINT DE VUE

MÉDICAL ET THÉRAPEUTIQUE

PAR

LE DOCTEUR G. BARDET

AVEC 41 FIGURES DANS LE TEXTE

PARIS

OCTAVE DOIN, ÉDITEUR

PLACE DE L'ODÉON, 8

1882

L'EXPOSITION D'ÉLECTRICITÉ

AU POINT DE VUE

MÉDICAL ET THÉRAPEUTIQUE

La science de l'électricité, dont les bases ont été fondées par les mémorables expériences de Franklin, Galvani et Volta, au siècle dernier, a fait de tels progrès depuis une cinquantaine d'années, que l'on peut dire que l'électricité a révolutionné la face du monde, concurremment avec l'application de la vapeur à la production de la force.

L'homme a aujourd'hui à sa disposition une force d'une énergie presque incalculable, et l'on peut prévoir le moment où la lumière et la force seront distribuées partout, dans les grands centres, à l'aide de machines électriques disposées dans des usines analogues à celles qui produisent le gaz.

Au milieu de ce grand mouvement savant et industriel, la médecine n'a pas été sans essayer d'utiliser, au point de vue de la thérapeutique, une force capable d'engendrer de si grands effets. Dès l'apparition des appareils producteurs d'électricité, la médecine s'est successivement emparée des machines électriques, des piles, puis des instruments d'induction, et a tenté leur emploi pour le traitement des maladies.

Les résultats ont-ils été à la hauteur des grandes espérances fondées sur l'application de l'électricité à l'art de guérir? Oui, si l'on s'en tient à ce que peut demander la saine raison ; non, si l'on tient compte des essais plus ou moins malencontreux tentés par des esprits qui prétendent trouver dans l'électricité une panacée universelle.

Il en est d'ailleurs de l'électricité comme de tout autre remède, l'application en doit être raisonnée, et l'on ne peut conclure que d'après les phénomènes consacrés par l'expérience.

A notre avis, il en est de la question de l'électricité médicale comme de celle de l'électricité industrielle, on s'est beaucoup trop hâté dans les expériences, et les esprits sceptiques ont eu beau jeu dans leurs interprétations malveillantes.

Est-ce à dire pour cela qu'il faut considérer l'électrothérapie comme une branche bâtarde de la thérapeutique? Non, l'électrothérapie existe et prouve son existence par des faits; seulement elle relève de la physiologie, et ses progrès marchent parallèlement aux découvertes que le physiologiste peut faire dans les phénomènes électrobiologiques, et jusqu'ici ces progrès n'ont pas été rapides.

Le grand mouvement qui s'est produit depuis quelques années en faveur de l'électricité, aussi bien dans le public savant que dans le public vulgaire, trop peu instruit pour comprendre autrement que par l'instinct l'importance de la question de l'électricité, a abouti à l'installation d'une exposition où les constructeurs ont entassé à l'envi les merveilles de la science moderne. Assurément les résultats seront considérables, et l'on peut espérer que la question des applications électriques fera un grand pas.

Indirectement l'électro-physiologie et par suite la médecine profiteront de cet élan général; le moment nous paraît donc particulièrement propice pour étudier les résultats acquis à la thérapeutique, au point de vue des applications de l'électricité, et pour chercher à prévoir les avantages qu'en pourra tirer l'avenir.

Le travail que nous entreprenons n'est pas des plus faciles, nous le savons, car la description des appareils électriques et des phénomènes qu'ils produisent exige, de la part du lecteur, des connaissances techniques, souvent arides; mais nous espérons que l'indulgence ne nous fera pas défaut, et que l'on nous pardonnera si nous sommes obligé d'entrer dans des considérations d'ordre scientifique.

L'électricité, en effet, commence à peine à être connue depuis quelques années; jusqu'ici on s'était contenté de données générales incohérentes, et les ingénieurs seuls avaient les notions de mesure absolument nécessaires à la compréhension des phénomènes.

Il est donc bien évident que la plupart des médecins, qui ne possèdent que les connaissances élémentaires demandées pour le baccalauréat, ont besoin d'avoir sous les yeux une définition précise des termes employés.

Nous ferons donc précéder notre Revue de l'exposition de considérations générales sur les notions modernes de la science de l'électricité. La lecture de ces quelques pages sera peut-être fastidieuse, mais elle facilitera certainement l'étude des appareils et des résultats qu'ils permettent d'obtenir.

L'ordre suivant présidera ensuite à la rédaction de notre travail :

1° Appareils producteurs d'électricité : machines statiques ; piles ; appareils d'induction ; aimants et plaques métalliques ;

2° Appareils destinés à mesurer l'électricité ;

3° Effets chimiques et physiques pouvant s'appliquer à la physiologie et à la médecine ;

4° Résumé des connaissances actuelles en électro-physiologie ;

5° Applications possibles de l'électricité à la médecine : exploration ; thérapeutique.

Comme on le voit, la revue des instruments figurant à l'Exposition d'électricité va nous permettre de faire un résumé de la question de l'électricité au point de vue médical, telle qu'elle se présente à l'heure actuelle.

CONSIDÉRATIONS GÉNÉRALES.

Tout le monde sait qu'il y a mise en liberté du fluide électrique toutes les fois que, par une action mécanique ou chimique, on produit une rupture d'équilibre dans l'état moléculaire des corps.

L'électricité n'existe donc pas comme entité physique ; un corps à l'état neutre n'est pas, comme on le croit vulgairement, chargé de fluide électrique neutre, sorte de combinaison de deux fluides de nom contraire. Cette vieille théorie a fait son temps. L'électricité n'est autre chose qu'une des nombreuses transformations de la *force*.

Cependant comme l'esprit, pour être satisfait, a besoin d'être touché par des faits ou des idées pour ainsi dire tangibles, on peut utilement définir l'électricité d'après la théorie moderne. (Voir Mascart, *Traité d'électricité statique* ou le *Traité de physique* de Ganot.)

Cette théorie fort intéressante s'appuie, comme les théories lumineuses, sur l'existence de l'éther, fluide impondérable qui pénètre les corps solides et existe partout, dans les espaces interplanétaires, aussi bien qu'entre les atomes des solides ou même des liquides et des gaz.

L'éther est donc de la matière à l'état de diffusion aussi infini qu'il est possible de l'imaginer.

Eh bien ! prenons deux corps quelconques, leurs atomes sont environnés d'une quantité définie d'éther ; admettons que ces deux corps agissent l'un sur l'autre, soit mécaniquement, soit chimiquement. Il y a rupture d'équilibre moléculaire, et, par suite de cette action, un des deux corps se trouve avoir ses espaces inter-moléculaires pénétrés, imbibés, si l'on veut, d'une quantité d'éther supérieure à celle qu'il possédait initialement ; inversement l'autre corps se trouve en posséder moins, puisque le premier lui a soustrait une certaine quantité d'éther. Nous dirons alors que toutes les fois qu'un corps possède une quantité de fluide éthéré supérieure à la normale, il est électrisé positivement, tandis qu'il est électrisé négativement lorsqu'il en renferme moins qu'à l'état normal.

Cette hypothèse permet d'expliquer tous les phénomènes électriques et a ceci de particulièrement intéressant, qu'elle permet de rapprocher de l'hydraulique la circulation d'un courant électrique. L'expérience prouve, en effet, que dans la pile il y a un véritable flux d'électricité qui va du positif au négatif. Rien de plus facile à expliquer, si l'on admet que l'excès d'éther accumulé au positif tend à aller vers le négatif, qui, possédant une quantité moindre de fluide, fait appel quand le circuit est fermé.

Nous pouvons donc définir ainsi l'électricité : *L'électricité est la différence qui existe entre la quantité actuelle d'éther qui imprègne les molécules d'un corps, et la quantité normale qu'il devrait contenir.* Cette différence peut naturellement être en plus ou en moins. Soit, par exemple, le chiffre 20 représentant la quantité totale d'éther imprégnant normalement deux corps ; si l'un vient à posséder 12 et l'autre 8, la quantité d'électricité mise en liberté sur le premier sera +2 et —2 sur le second. Le chiffre 2 représente bien, en effet, la différence entre 12 ou 8, et le chiffre normal, qui est 10.

Cette définition de l'électricité étant bien comprise, nous pouvons passer rapidement en revue les différentes conditions dans lesquelles s'observent les phénomènes électriques.

Les personnes qui ne sont pas au courant de la physique font volontiers une grande différence entre l'*électricité statique* et l'*électricité dynamique*. Beaucoup de médecins, même des médecins électriciens, ne répugneraient pas à croire que ces deux électricités sont fort différentes, et que cette différence est matérielle ; quelques-uns même ajouteraient volontiers l'*électricité d'induction* à cette classification fantaisiste, de sorte qu'on aurait affaire à trois agents aussi divers que peuvent l'être, par exemple, le quinquina, le tabac et l'arsenic.

C'est une erreur grossière, *une machine électro-statique, une pile, une machine dynamo* ou *magnéto-électrique* peuvent produire des effets *statiques* ou *dynamiques*, selon les conditions dans lesquelles l'expérience est faite.

L'*électricité statique*, c'est le fluide électrique considéré à l'état de repos ; l'*électricité dynamique*, c'est l'électricité en mouvement.

Prenons des exemples :

Si l'on frotte l'un contre l'autre deux morceaux de verre, on constatera que chacun d'eux est électrisé, mais que les signes sont différents. L'un, en effet, s'est chargé d'un excès d'éther, il est positif ; l'autre, au contraire, ayant perdu une partie de la quantité normale de fluide, est électrisé négativement.

Or, ces deux corps conservent longtemps leur électrisation ; ils la conserveraient même indéfiniment, si l'air ne leur enlevait peu à peu leur charge. Ici, l'électricité est donc *statique*, c'est-à-dire au repos, puisqu'elle demeure sur l'objet qui en est chargé.

Mais le verre ne conserve ainsi la charge que parce qu'il est *mauvais conducteur* de l'électricité. Si nous avions pris deux morceaux de métal, le phénomène électrique n'aurait pu devenir apparent qu'à la condition d'*isoler* le métal, *bon conducteur*.

Que se passe-t-il dans une machine électro-statique ? La charge du plateau de verre, agissant par influence sur les cy-

lindres conducteurs, accumule sur ceux-ci une certaine quantité
de fluide; mais cette charge ne s'y conserve que si les conducteurs
sont isolés sur des tiges de verre. Vient-on à mettre une bouteille
de Leyde en communication avec la machine, cet appareil de
condensation se charge à l'intérieur de fluide positif, si la source
est positive; à l'extérieur, de fluide négatif. Une fois chargée, la
bouteille peut rester très longtemps à l'état électrique. Ici encore
l'électricité est statique ou en repos.

Tels sont les phénomènes généralement observés dans l'usage
des instruments employés pour étudier les effets de l'électricité à
l'état statique. Prenons maintenant un couple ou élément d'une
pile quelconque en fonction; si l'on ferme le circuit sur un voltamètre, appareil destiné à mettre en évidence la décomposition
de l'eau par l'action de la pile, ou sur un galvanomètre, bous-
sole dont l'aiguille est juxtaposée à un grand nombre de tours
d'un fil conducteur entouré de soie, on remarque, pendant toute
la durée d'action de l'élément, que l'eau est décomposée ou que
l'aiguille aimantée est déviée avec constance. L'interprétation
du phénomène démontre qu'il est dû à la constance d'un flux
d'électricité.

Ici donc l'électricité est en mouvement et est devenue *dynamique*.

Mais il est possible de transformer l'une en l'autre les électricités fournies par ces deux électro-moteurs, pourvu que l'on use
d'un dispositif spécial d'expérience.

Avec une puissante machine électro-statique, on peut décomposer de l'eau ou faire dévier l'aiguille d'un galvanomètre;
il suffit pour cela de mettre l'une des bornes du voltamètre
ou du galvanomètre spécial, disposé à cet effet, en communication avec le conducteur métallique de la machine et d'attacher
à l'autre borne un fil conducteur touchant le sol.

D'autre part, il est possible de transformer l'électricité de la
pile en électricité statique. En appliquant chacun des deux pôles
de celle-ci sur chacun des deux plateaux d'un électroscope condensateur à feuilles d'or, on voit diverger les feuilles lorsque,
après avoir rompu le contact, on enlève le plateau supérieur. La
divergence des feuilles d'or prouve qu'il y a eu mise en liberté
d'une certaine quantité d'électricité qui, après s'être accumulée
dans l'appareil, y reste à l'état *statique* ou de repos.

Nous ne parlons pas ici de l'électricité produite par les ma-

chines d'induction ; qu'il nous suffise de signaler la possibilité
d'obtenir à volonté, à l'aide de ces appareils, des effets statiques
ou dynamiques.

L'identité de la nature de l'électricité, quelle qu'en soit la
source, est donc mise hors de doute ; mais alors d'où provient
la diversité si grande des effets ? Car il est évident que l'on obtient des phénomènes très différents avec la pile et la machine
électrique.

Avec quelques couples, à peine capables de donner une petite
étincelle, on peut décomposer de l'eau, volatiliser un fil de fer
fin, et, si les pôles sont convenablement appliqués sur la peau
de l'homme, produire des effets caustiques d'une dangereuse
énergie.

Une puissante machine électro-statique, au contraire, donnera des effets à peine appréciables, si l'on ferme ses pôles
sur un voltamètre, fera seulement rougir un fil très fin, et ne
produira aucun phénomène sensible, si ses pôles sont appliqués
sur la peau ; mais, par contre, une étincelle vive et brillante
jaillira entre les conducteurs, et, si l'on approche la main, on
éprouve une commotion violente.

Où trouver l'explication de cette différence d'effets, à première
vue si étrange ?

C'est ici qu'interviennent les phénomènes de *quantité* et de
tension ; la connaissance de ces faits si importants est le plus
souvent nulle chez la plupart des personnes qui n'ont pas fait
de l'électricité une étude approfondie, et cependant de leur no-
tion nette, claire et précise, dépend essentiellement l'interprétation saine des phénomènes électriques. C'est pourquoi nous
insistons sur toutes ces définitions, naturellement arides, mais
d'où dérivent des considérations tellement intéressantes, qu'il
est impossible de passer sous silence l'explication de ces termes
techniques.

Nous avons vu que la mise en liberté de l'électricité s'opérait
par une action chimique ou mécanique exercée sur les corps.
On est convenu d'appeler *force électro-motrice* la force qui lutte
contre la réunion des deux fluides de nom contraire mis en liberté, ou, si l'on veut, contre la remise en équilibre des masses
d'éther qui imprègnent les corps ainsi mis en mouvement.
L'énergie de cette force électro-motrice dépend : 1° de la nature
de l'action exercée sur les corps en présence, et par conséquent,

lorsqu'il s'agit d'une action chimique, de l'affinité de ceux-ci ; 2° de la nature même des corps.

En effet, d'une part, l'énergie de la répulsion des fluides au contact sera très grande, si la force électro-motrice est elle-même énergique ; et, d'autre part, cette répulsion se fera d'autant plus facilement que, par leur nature, les corps en présence se prêteront plus facilement à l'ébranlement moléculaire, cause première de la production d'électricité.

Or, dans une machine électro-statique, l'action mécanique exercée par le frottement donne naissance à une force électro-motrice très énergique, et, d'autre part, le collecteur métallique oppose une résistance nulle à l'action d'influence exercée par le plateau de verre chargé de fluide électrique, excellente condition pour permettre d'obtenir le maximum d'effet de la force électro-motrice (1). De ces faits résulte la présence, sur le conducteur de la machine, d'une électricité à haute *tension*.

La *tension* est donc le plus ou moins d'énergie avec laquelle l'électricité tend à s'éloigner de sa source.

Voilà pourquoi on obtient, avec les machines électriques, des effets mécaniques violents.

Si nous n'avons pas parlé jusqu'ici de la *quantité* d'électricité produite, c'est que le besoin ne s'en faisait pas encore sentir ; il faut bien se pénétrer, en effet, que l'énergie des effets mécaniques de l'électricité ne dépend nullement de la quantité d'électricité produite, mais bien de sa *tension*, et que cette tension est absolument indépendante de la quantité d'électricité dégagée.

Une comparaison très simple nous fera d'ailleurs facilement comprendre. Nous avons dit plus haut que les phénomènes électriques ne peuvent mieux se comparer qu'aux phénomènes hydrauliques.

En effet, que se passe-t-il journellement sous nos yeux ? Tel fleuve débitant des milliers de mètres cubes d'eau à la minute, mais n'ayant qu'une pente insensible, sera incapable de produire une action mécanique ; tandis qu'un petit ruisseau, coulant en

____

(1) L'interprétation que nous donnons au mode de fonctionnement de la machine électrique s'écarte de la vérité absolue, mais nous sommes forcé de simplifier, peur ne pas entrer dans des considérations techniques qui ne peuvent trouver place dans un travail de la nature de celui-ci. L'aridité des faits, tels que nous les présentons, est déjà suffisamment grande.

torrent du sommet d'une montagne, communiquera une impulsion énergique à la roue d'un moulin.

Autre exemple : un réservoir d'eau renfermant 1000 mètres cubes d'eau, mais n'ayant que 1 mètre de profondeur, sera incapable d'élever un jet d'eau à plus de 1 mètre. Pourquoi ? Parce que la grandeur de l'effet sera, dans ce cas, proportionnelle à la pression et non à la masse du liquide. Au contraire, mettez 1 mètre cube d'eau dans un tube étroit, permettant au liquide de s'élever à une hauteur de 10 mètres, vous pourrez obtenir avec cette faible masse un jet d'une hauteur de 10 mètres, parce que la pression sera considérable.

Eh bien ! pour l'électricité, la *tension* est équivalente à la *pression* pour les liquides. Voilà pourquoi les machines à haute tension, comme les machines à frottement, sont capables de produire de effets mécaniques considérables.

Les piles, au contraire, sont des appareils à faible tension : 1° parce que la *force électro-motrice* est relativement faible et variable avec la nature de chaque élément ; 2° parce que la nature des corps en présence se prête mal à l'ébranlement moléculaire capable de produire la mise en liberté du fluide électrique.

Mais, par contre, la *quantité* d'électricité fournie par la pile est considérable.

C'est que la quantité du débit dépend, non plus de l'énergie de la force électro-motrice, mais bien du poids de la matière dépensée à produire l'action chimique ou de la force dépensée à produire le mouvement, ce qui revient au même.

En effet, brûler du zinc dans une pile ou du carbone dans une machine à vapeur ou dans l'organisme, pour produire la force destinée à mettre en rotation une machine à plateau, c'est toujours dépenser de la matière, et il est prouvé par l'expérience qu'à chaque équivalent de zinc ou de carbone brûlé correspond la mise en liberté d'une quantité d'électricité suffisante pour dégager, par électrolyse, un équivalent d'hydrogène.

Or, les machines électro-statiques produisent une quantité d'électricité infiniment plus faible que la pile, mais la petite quantité d'électricité fournie possède une tension considérable. La pile, au contraire, fournit d'autant plus que la surface du zinc attaqué est plus grande ; mais la tension est faible. Si donc nous reprenons la comparaison que nous faisions tout à l'heure, nous pourrons comparer la pile à un vaste réservoir à basse pression, et la machine électro-statique à un réservoir de faible capacité, mais à haute pression.

Ces considérations générales étant bien établies, nous pouvons étudier avec fruit les appareils électriques dans leurs rapports avec la physiologie et la médecine. Bien d'autres détails techniques sont nécessaires à connaître, pour saisir avec exactitude le fonctionnement et la valeur des appareils producteurs d'électricité ; mais nous espérons que la connaissance de la nature et des principales qualités de l'électricité faciliteront singulièrement la lecture des articles suivants.

Assurément le médecin et le physiologiste n'ont pas besoin d'être des physiciens dans le sens propre du mot, mais, du moment qu'il s'agit d'employer un agent aussi délicat, en même temps qu'aussi énergique que l'électricité, n'est-il pas de nécessité absolue de posséder les notions exactes qui peuvent permettre de se rendre compte des phénomènes ?

En résumé, nous avons acquis les notions suivantes :

1° L'électricité peut être considérée comme de l'éther condensé (fluide positif) ou raréfié (négatif).

(Les vibrations de l'éther produisent les phénomènes lumineux ou calorifiques, l'éther agissant par sa masse produit les phénomènes électriques. La théorie moderne est donc d'accord avec le principe de la *conservation de l'énergie* et explique facilement la transformation de l'électricité en chaleur, lumière ou mouvement, et réciproquement.)

2° La mise en liberté de l'électricité se fait sous l'action d'une *force électro-motrice* dont l'énergie varie avec les corps en action ; l'électricité peut exister à l'état *statique* ou à l'état *dynamique*. Quel que soit l'état sous lequel elle se trouve, l'électricité est de même nature.

3° De l'énergie de la force électro-motrice dépend la *tension*, c'est-à-dire la puissance d'expansion du fluide électrique. La *tension* et la *force électro-motrice* sont donc deux termes qui peuvent s'employer l'un pour l'autre, puisque les fonctions qu'ils expriment sont proportionnelles (1).

___

(1) Au mot *tension* on substitue aujourd'hui, avec raison, le terme *potentiel*; mais c'est avec intention que nous avons conservé la vieille expression. Rien de plus difficile, en effet, que de définir le potentiel,

4° La *quantité* d'électricité mise en liberté est indépendante de la tension, mais proportionnelle à la quantité de force mécanique ou chimique dépensée pour mettre en action la force électro-motrice.

APPAREILS PRODUCTEURS D'ÉLECTRICITÉ.

La thérapeutique emprunte aujourd'hui à la physique la plupart des électro-moteurs connus. Il n'y a pas encore longtemps on n'utilisait que les courants produits par l'action chimique dans les piles (courants continus), et ceux produits par les appareils d'induction ; l'électricité statique était abandonnée, après avoir joui d'une grande vogue au dernier siècle. On commence aujourd'hui à revenir sur cette proscription, et il n'est pas à Paris un électricien sérieux qui n'ait à sa disposition une machine statique.

On a été plus loin, et l'on applique même les aimants et les métaux, pour produire dans les tissus, dans les nerfs, des effets d'induction d'origine peu connue, mais d'existence possible, sinon certaine. Cependant les applications d'aimant et la métalloscopie n'ont pas donné de résultats sérieux au point de vue thérapeutique. On a produit des phénomènes, mais, jusqu'à nouvel ordre, nous ne pensons pas qu'on puisse dire qu'on *guérit* par ces procédés.

Nous parlerons donc des aimants et des métaux, mais nous ne considérerons comme instruments sérieux de thérapeutique que les appareils électro-moteurs qui engendrent des courants électriques sensibles.

qui est une fonction mathématique dont l'interprétation dérive du calcul infinitésimal. Toutes les définitions du potentiel sont très vagues ; voici les meilleures : « Le potentiel d'un corps est la provision de force accumulée dans ce corps. » (R. Pictet, *Mémoire sur la liquéfaction de l'oxygène.*) « C'est une énergie qui ne s'est pas encore manifestée en mouvement ; elle est en réserve dans le corps, prête à devenir énergie en action. » (Tyndall, *Traité de la chaleur.*)

Il est fâcheux que la compréhension de cette fonction ne soit pas à la portée de tout le monde, car avec la donnée du potentiel la théorie mathématique de l'électricité devient aussi nette et aussi claire que la théorie des phénomènes optiques ou calorifiques.

Ces appareils seront étudiés sous les titres suivants :

§ 1. Appareils statiques ;

§ 2. Piles ;

§ 3. Appareils d'induction.

Enfin, dans un dernier paragraphe, nous développerons quelques considérations sur les aimants et sur les plaques métalliques du docteur Burq.

Le médecin doit choisir ses appareils selon les effets qu'il veut obtenir en se basant sur ces faits :

Les appareils statiques donnent des courants de très faible *quantité* à *tension* colossale. — Les piles donnent une grande *quantité* d'électricité, mais leur *tension* est faible, et l'on ne peut avec elles agir efficacement au point de vue mécanique, par exemple pour obtenir des contractions musculaires, qu'en accouplant en série un grand nombre de couples, de manière à additionner leurs *forces électro-motrices*, qui s'ajoutent ; — les appareils d'induction donnent une moyenne entre les deux premiers électro-moteurs, leur *tension* peut être graduée avec la grosseur du fil des bobines, et est dans tous les cas de beaucoup supérieure à la tension des piles, mais bien inférieure à celle des appareils statiques. La *quantité* est bien plus grande que dans ces derniers, mais moindre que dans les piles. De plus, les courants induits sont de très courte durée.

§ 1. *Appareils statiques.* — Deux types de machines peuvent convenir aux applications thérapeutiques, la vieille machine électrique classique de Ramsden plus ou moins modifiée, et les appareils à double influence, tels que la machine de Carré, de Holtz, de Tœpler, de Voss, etc.

Les machines à simple influence, telles que la machine de Ramsdem (fig. 1), sont d'un fonctionnement très simple. Tout le monde en connaît l'explication, le plateau de verre s'électrise positivement en passant entre deux paires de coussins. La partie électrisée arrive devant les peignes des conducteurs métalliques, isolés sur pieds de verre, agit par influence en attirant le fluide négatif, qui vient, en s'écoulant par les pointes, neutraliser le plateau électrisé, tandis que le fluide positif, repoussé loin de la charge de même nom du plateau, reste seul sur le conducteur.

On trouve à l'exposition une grande quantité de machines de Ramsdem, cet appareil étant aujourd'hui de construction courante.

Le rendement est bon, mais la machine a besoin de grands soins et ne fonctionne bien que quand elle est très propre, ce qui est élémentaire, et très chaude. Elle a un autre inconvénient, c'est que pour donner beaucoup le plateau de verre doit être énorme : 1 mètre de diamètre au moins, ce qui augmente d'autant plus le prix de la machine.

M. Luirzard a construit, sur les indications de M. le docteur

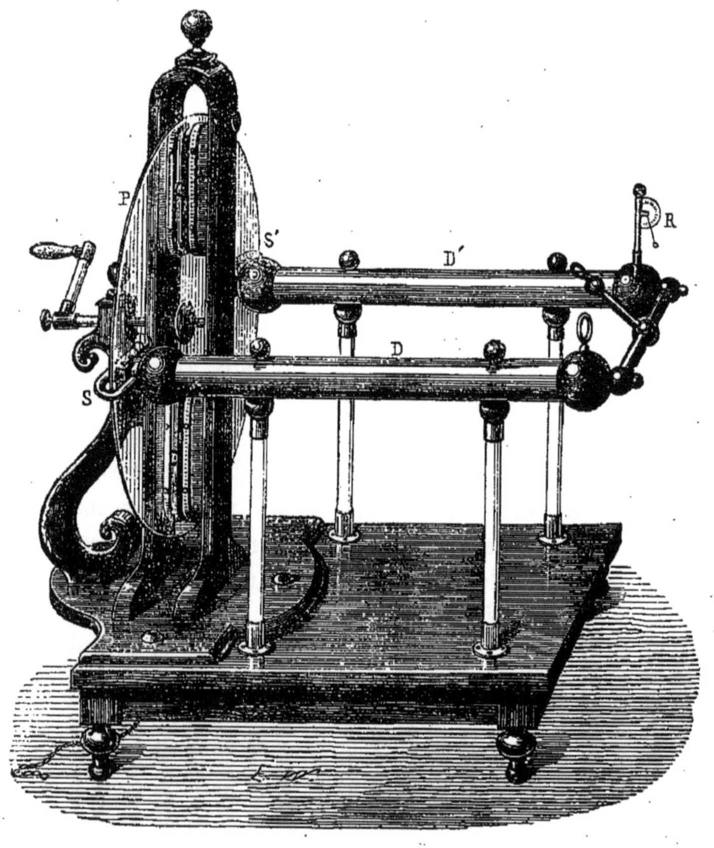

Fig. 1. Machine de Ramsden.

Arthuis, une machine de Ramsden où le plateau est très vaste et le conducteur cylindrique arrondi et élargi au milieu en une grosse sphère. On obtient avec cette machine d'excellents effets ; mais pour fournir une forte charge au collecteur, qui est très gros, il a fallu augmenter la surface des coussins, et par conséquent la dimension des peignes. Il en résulte que des étincelles peuvent, lorsque la tension est très forte, éclater entre les mors et les coussins. Cet inconvénient se retrouve d'ailleurs dans toutes les grosses machines de Ramsden.

Nous trouvons cet ennui évité dans le modèle construit par M. Hempel, modèle qui nous paraît excellent, et que certainement nous choisirions..... si la machine Carré n'existait pas.

Dans cette machine, du modèle de van Maruns, le plateau de verre est très grand, et isolé sur deux montants par un long axe de verre plein. Le frottoir est situé juste en face le collecteur, et par conséquent une étincelle ne peut pas jaillir entre eux. De plus, les coussins étant montés sur une grosse sphère de métal, on peut recueillir à volonté les deux électricités.

La machine de Holtz est une excellente machine de laboratoire, elle débite une grande quantité d'électricité, mais elle est très capricieuse et ne marche que lorsqu'elle est dans une atmosphère sèche et chaude. De plus, elle a le désagrément d'avoir besoin, pour fonctionner, d'être amorcée. Tous les constructeurs fabriquent cette machine ; on en peut voir un superbe modèle dans les vitrines de M. Ducretet.

Un constructeur, M. Andriveau, a exposé un modèle Holtz dans lequel l'amorçage se fait constamment à l'aide d'une petite roue en verre frottant entre des coussins. Cette disposition est ingénieuse, mais l'appareil donne-t-il autant ? Dans tous les cas, il est aussi fragile que la vraie machine de Holtz, qui a l'inconvénient d'être trop sensible aux changements atmosphériques, nous le répétons. Une machine de Holtz pour être en état de fonctionner doit être conservée sous une cage renfermant des substances desséchantes. Encore, dans ce cas, ne marche-t-elle pas longtemps avec constance, car l'air ambiant se charge bientôt d'*ozone* et le débit devient alors presque nul.

Le même reproche s'adresse à la machine exposée par M. le docteur R. Vigouroux sous le nom de *machine Holtz-Carré*. Cet instrument est *sous cage*, donc son rendement doit être défectueux ; de plus, il ne marche à peu près qu'avec des condensateurs, détestable condition pour un appareil thérapeutique.

Mais il y a une autre critique à faire à M. Vigouroux, c'est que sa machine n'a rien de l'appareil bien connu de M. Carré. Cependant sur le catalogue on trouve : « Machine *Holtz-Carré*, disposition de M. Vigouroux ». Il ne suffit pas de remplacer dans

une machine statique une roue de verre par une roue de caoutchouc pour dire que l'on fait une machine Carré ; la disposition de M. Vigouroux n'a rien d'original, il a reproduit la machine de Holtz à amorçage automatique d'Andriveau, seulement
il a fait en ébonite le plateau tournant. Cela suffit-il pour con-
stituer une invention ? Nous ne le pensons pas, et d'ailleurs on
trouve cette machine indiquée dans le catalogue de **M.** Griffe,
édition de 1874 ; sauf la troisième roue amorceuse, la disposition est la même.

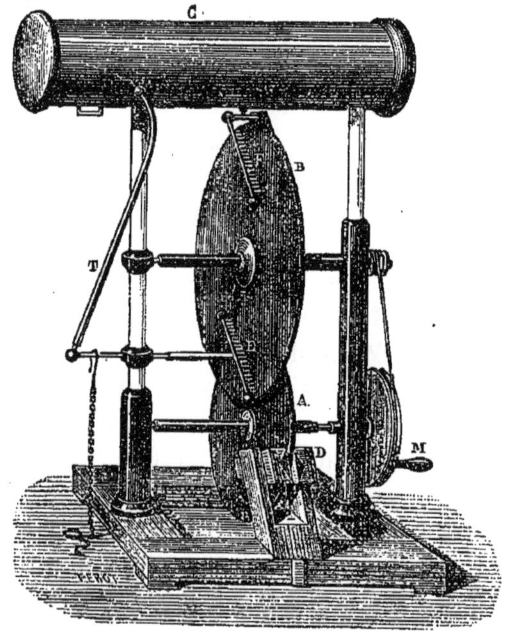

Fig. 2. Machine Carré.

La machine dite *Holtz-Carré* de M. Vigouroux n'a d'ailleurs
pas le mérite, si grand pour le médecin, de marcher par tous les
temps ; nous l'avons vue fonctionner à l'exposition et son débit
était presque nul, tandis que dans les mêmes conditions et à la
même heure, toutes les machines Carré fonctionnaient admirablement. Elle n'est donc pas bonne, car elle donne moins que
la véritable Holtz, sur laquelle elle n'a pas même l'avantage
d'être moins délicate.

Les électro-moteurs statiques vraiment nouveaux sont les machines de Tœpler et de Voss, à amorçage automatique, qu'on voit dans l'exposition allemande. La machine de M. Voss surtout nous paraît excellente au point de vue du rendement et du prix de revient. Assurément, si M. Carré doit trouver un rival auprès des médecins, c'est dans M. Voss ; mais cependant la machine Voss, quoique plus résistante aux intempéries que celle de Holtz, est encore moins pratique que l'appareil Carré.

C'est donc la machine diélectrique de Carré qui reste encore aujourd'hui le véritable appareil thérapeutique à employer comme source d'électricité statique (fig. 2).

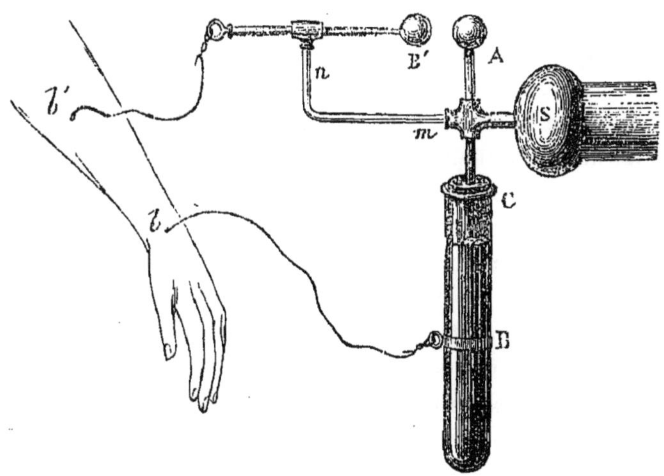

Fig. 3. Electromètre de Lane.

Cette machine est une combinaison des machines de Ramsden et de Holtz, elle peut se nettoyer facilement, et n'exige pas une sécheresse absolue de l'atmosphère pour fonctionner.

Le plateau A, qui frotte entre les coussins D, peut être en ébonite ou en verre, aujourd'hui on le fait généralement en verre. Le plateau inducteur B, plus grand, est toujours en ébonite.

Le plateau en verre se charge positivement en frottant ; la partie électrisée est séparée du peigne inférieur E par le plateau d'ébonite, qui tourne dix fois plus vite que le plateau intérieur. L'électrisation, par influence du peigne, se fait à travers le plateau de caoutchouc ; une charge négative vient s'écouler par les pointes sur celui-ci et se trouve transportée rapidement au devant du peigne supérieur E, une nouvelle influence se manifeste et le cylindre collecteur C se trouve chargé *négativement*.

Cette machine a un débit beaucoup plus grand que les machines de Ramsden. Nous possédons un modèle Carré, construit par Noé, qui nous donne des étincelles de 22 centimètres dans les meilleures conditions, et 18 centimètres dans les conditions ordinaires. Ce n'est pourtant pas le plus grand modèle.

En ajoutant un condensateur à la machine Carré, on peut obtenir des effets très puissants, mais, comme nous le verrons plus loin, c'est un procédé inutile et dangereux, lorsqu'il s'agit de traiter des malades.

Dans tous les cas, si l'on veut employer un condensateur, nous conseillons l'usage du condensateur électromètre de Lane (fig. 3).

Comme on le voit par la disposition de l'appareil, l'action se trouve ici localisée sur le membre malade, et l'on n'a pas à craindre les chocs généraux dont on ne manquerait pas de voir les mauvais effets, si l'on opérait sur le tabouret.

Nous reviendrons d'ailleurs avec plus de détails sur ces questions en traitant des applications de l'électricité dans un prochain chapitre.

§ 2. *Piles.* — Si nous voulions être complet, il nous faudrait faire l'énumération longue et laborieuse, au moins autant pour le lecteur que pour nous, de toutes les piles qui peuvent se trouver à l'exposition.

Toute pile, en effet, peut servir à l'emploi médical, depuis la pile classique de Bunsen jusqu'à l'élément secondaire de Planté.

Mais notre but n'est pas de donner les noms et adresses de tous les fabricants qui ont exposé; beaucoup de noms seront donc forcément laissés de côté; notre but est de rechercher ce qui a pu être fait de nouveau en électricité au point de vue médical, depuis quelques années.

Or, à ce point de vue particulier, peu de noms peuvent trouver place dans ces articles. Deux constructeurs seulement, en effet, travaillent sérieusement pour le médecin : M. Gaiffe, d'une part, qui a si justement remporté la médaille d'or de la section médicale, puis M. Trouvé. Après ces deux noms, un seul mérite vraiment d'être cité, c'est celui de M. Chardin.

Et encore faut-il faire cette restriction que, seul, le prémi de ces constructeurs, ne dédaigne pas de s'occuper des mille détails que comportent les applications médicales de l'électricité. C'est, en effet, seulement dans les vitrines de M. Gaiffe que l'on pourra voir les appareils de résistance et les galvanomètres d'intensité aujourd'hui journellement employés.

On peut classer les piles en deux groupes : celles qui doivent donner pendant peu de temps une grande quantité d'électricité, puis celles qui doivent donner peu, mais pendant longtemps. Les premières serviront aux applications passagères de l'électricité, à la galvanocaustique thermique par exemple, les autres aux applications de longue durée.

Premier groupe. — Les piles de grande intensité sont difficiles à imaginer lorsqu'on recherche une condition absolument nécessaire à un médecin : la dispense de manipulations difficiles.

Aussi n'a-t-on rien trouvé de mieux, jusqu'à présent, que la pile de Grenet au bichromate de potasse (fig. 4).

Cette pile se compose d'un bocal où entrent deux plaques de charbon G, entre lesquelles un zinc Z peut être à volonté baissé ou relevé. Elle se charge avec un liquide formé d'eau, d'acide sulfurique et de bichromate de potasse. Son intensité est assez grande pour suffire, lorsqu'elle est forte (25 centimètres de hauteur), à faire rougir un fil de platine.

Cette pile est excellente, mais, comme toutes les piles à un seul liquide, elle se polarise facilement. Pendant la première minute, elle marche énergiquement, mais elle s'arrête bientôt pour donner un minimum assez faible.

Aussi, pour la galvanocaustique thermique, est-on obligé d'accoupler un grand nombre de ces éléments en montant zincs et charbons sur une même plaque d'ébonite qui peut se plonger dans un seul bain. On obtient de cette manière un puissant élément capable de fonctionner régulièrement pendant près d'un quart d'heure.

Mais quels que soient les services qui aient été rendus par ces piles au bichromate de potasse (la vitrine de M. Trouvé en contient d'excellents modèles), c'est certainement l'élément secondaire de M. Planté qui peut faire le meilleur usage toutes les fois où l'appareil devra servir souvent.

Cette pile secondaire a valu à M. Planté un diplôme d'honneur, et la récompense donnée à ce savant est certainement une des mieux méritées.

La pile Planté est basée sur le principe de la polarisation des électrodes.

Prenez les fils de platine d'un voltamètre qui vient de servir à la décomposition de l'eau, plongez-les dans de l'eau distillée et intercalez un galvanomètre dans le circuit. L'aiguille de celui-ci sera déviée énergiquement pendant quelques instants, et le sens de la déviation indiquera que ce *courant secondaire* est de sens contraire à celui de la pile, qui a servi à décomposer l'eau dans le voltamètre, à l'aide des électrodes de platine.

L'explication de ce phénomène intéressant, sur lequel l'avenir de la question de l'électricité est peut-être fondé, se trouve dans un phénomène chimique.

Pendant la décomposition de l'eau que se passait-il? L'hydrogène se dégageait au *négatif* et l'oxygène au *positif*. Eh bien! regardez au microscope les fils de platine qui servent d'électrodes, vous les verrez absolument recouverts de fines bulles des gaz naissants.

Or, lorsque l'opération est terminée, la recomposition de ces deux corps simples s'opère à travers le liquide ; dès que le courant cesse de passer, l'hydrogène et l'oxygène, qui tapissent les fils de platine, prennent une marche inverse et vont se recombiner pour

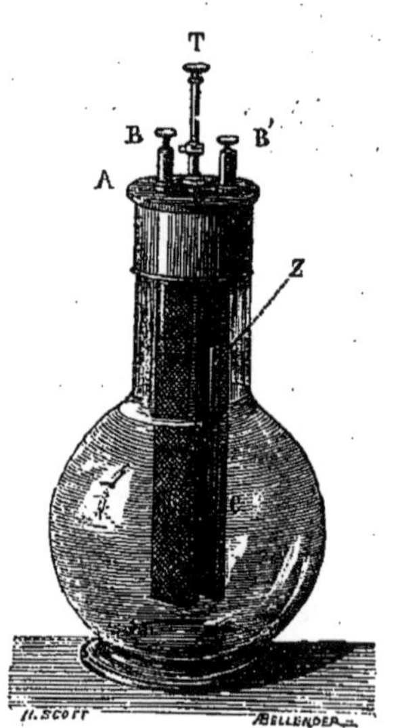

Fig. 4.

former de l'eau. C'est ce phénomène chimique qui donne naissance au *courant secondaire* que nous signalions plus haut.

Ceci compris, essayons de décrire la pile secondaire de Planté ; nous espérons que, vu l'importance de cet appareil nouveau, on nous pardonnera d'entrer dans des détails un peu techniques.

L'élément Planté, petit modèle, tel que celui qu'on peut employer en galvanocaustique, est constitué par un vase cylindrique en verre, haut d'environ 20 centimètres ; dans l'intérieur, deux lames de plomb, séparées l'une de l'autre et roulées en hélice, plongent dans un bain d'eau acidulée ; chacune de ces lames communique avec des bornes, auxquelles on fixe les électrodes positives et négatives d'une forte pile Bunsen (l'intensité de la charge de l'élément secondaire dépendra de l'énergie de la pile primaire).

Les lames de plomb sont, bien entendu, couvertes d'une mince couche d'oxyde de plomb, car on sait que ce métal s'oxyde facilement à l'air ou à l'eau. Or, que se passe-t-il lorsqu'on fait passer le courant de la pile primaire? De l'oxygène se dépose sur la feuille de plomb communiquant avec le pôle positif de la pile, la couche de protoxyde de cette lame se *peroxyde* donc. Sur la lame de plomb communiquant avec le pôle négatif se dépose de l'hydrogène; cet hydrogène rencontre une couche de protoxyde de plomb, il s'empare de l'oxygène pour former de l'eau et la lame de plomb se trouve ainsi mise à vif.

Si à ce moment on interrompt le courant de la pile primaire, la réaction se fait en sens inverse, l'oxygène de la lame peroxydée se porte sur la lame de plomb mise à vif, les deux lames se trouvent ainsi, comme au début, chargées de protoxyde et l'on obtient un courant secondaire de sens inverse, d'une extrême énergie. Dans un élément bien construit, et tous ceux que livre M. Planté sont admirablement construits, le courant peut durer plus d'un quart d'heure et l'on obtient, de cette manière, pendant ce temps assez court, une quantité d'électricité équivalente à celle produite par la pile primaire qui a fonctionné pendant plusieurs heures. On comprend donc que ce procédé d'emmagasiner de l'électricité soit destiné à un grand avenir, lorsqu'on emploiera de forts éléments et qu'on les chargera avec de puissants électromoteurs. Du reste, les résultats obtenus avec la pile Faure, mauvaise imitation de la pile Planté, permettent d'espérer que la question sera résolue avant peu.

La galvanocaustique n'est pas le seul cas où l'on ait besoin d'employer un courant de grande énergie. Les dentistes, pour les instruments à *fraiser*; les électriciens, pour mettre en action des appareils électro-statiques, peuvent avoir besoin d'une petite force motrice. Dans ce cas, les piles au bichromate sont la seule ressource que l'on ait pour actionner un moteur Trouvé ou Marcel Deprez. Mais dans ce cas on se sert d'une pile à treuil, tel que celui de la figure 5.

Cette pile est composée d'éléments à grande surface dont les zincs et les charbons peuvent être à volonté soulevés ou baissés à l'aide d'une manivelle.

Mais la question de l'emploi de l'électricité comme agent mo-

teur est loin d'être résolue ; pour les petites forces, elle ne le sera
que le jour où une usine bien installée pourra transporter à do-
micile des éléments Planté très vastes, tout chargés. Dans ce cas,
l'emploi de l'électricité comme force motrice deviendrait d'un
usage courant.

MM. Gaiffe et Trouvé construisent d'excellents modèles de piles
au bichromate ; M. Trouvé surtout s'est spécialement occupé de
la galvanocaustique thermique, mais nous devons citer aussi le
nom d'un fabricant qui a construit toute une série de cautères et
d'appareils d'éclairage mis en action par une pile au bichromate

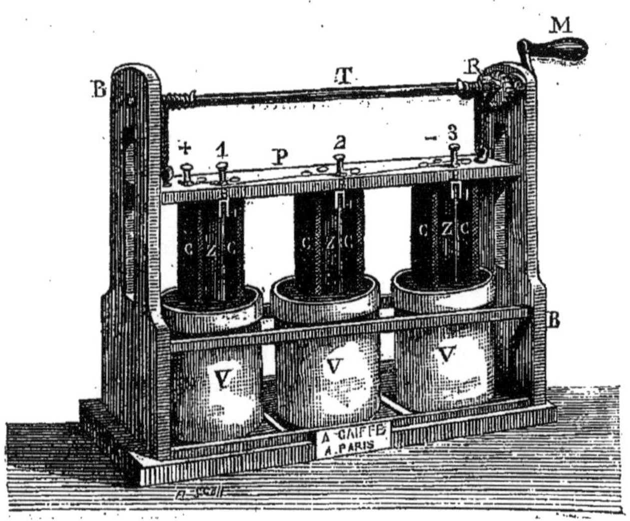

Fig. 5. Pile à treuil.

très ingénieusement disposée : c'est M. Arnould. L'exposition
d'un constructeur allemand, M. Shtörher, contient également
d'intéressants appareils.

Nous reviendrons sur l'emploi de ces piles en traitant de la
galvanocaustique et des applications de l'électricité à l'exploration médicale.

Deuxième groupe. — Les piles à courants continus sont en
nombre considérable et nous ne pouvons les décrire toutes, un
volume n'y suffirait pas.

Des piles à un liquide, nous ne retiendrons que la pile au sulfate de cuivre ; nous étudierons ensuite les piles à deux liquides
qui méritent d'être signalées.

Le médecin a besoin d'une pile qui remplisse deux conditions principales : 1° grande constance et longue durée; 2° prix de revient et d'entretien peu coûteux.

Ces conditions sont souvent contradictoires, et d'ailleurs on peut dire avec justesse que la meilleure économie est d'avoir un appareil qui puisse fonctionner longtemps.

On pourrait faire une division intéressante des piles destinées aux médecins : 1° piles devant servir très souvent (soit pour les courants continus, soit pour l'excitation des appareils d'induction); 2° piles devant servir rarement.

Les premières conviennent aux hôpitaux, aux électriciens de profession, les secondes aux médecins qui n'usent qu'accidentellement de l'électricité.

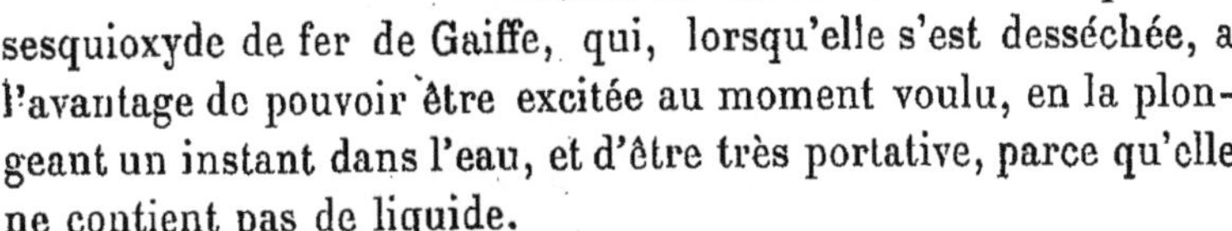

Fig. 6.

A ceux-ci nous conseillerons l'emploi de la pile humide de Trouvé, ou mieux encore celui de la pile au sesquioxyde de fer de Gaiffe, qui, lorsqu'elle s'est desséchée, a l'avantage de pouvoir être excitée au moment voulu, en la plongeant un instant dans l'eau, et d'être très portative, parce qu'elle ne contient pas de liquide.

Pour exciter les appareils d'induction qui fonctionnent rarement, la meilleure pile est la pile à cuvette au bisulfate de mercure (fig. 6) (Trouvé, Gaiffe), ou la pile spéciale construite par M. Chardin.

Nous ne trouvons pas avantageux, pour l'emploi intermittent, les éléments au sulfate de cuivre, tels que ceux d'Onimus ou de Callaud ; ces piles ont l'inconvénient de marcher à circuit ouvert et par conséquent de s'user rapidement. Pourtant la pile Chardin au sulfate de cuivre a l'avantage de durer assez longtemps. Mais aujourd'hui le meilleur couple au sulfate de cuivre est assurément celui qui a valu à M. Gaiffe la médaille d'or de la section médicale à l'exposition (fig. 7). Ce couple entrera avant peu dans l'emploi médical, pour les appareils employés par les électriciens de profession.

Dans ce couple, les solutions de sulfate de zinc et de sulfate de cuivre sont maintenues séparées par leur différence de densité et par la disposition des vases qui les contiennent ; les traces de sulfate de cuivre qui pénètrent dans le vase extérieur, pendant le repos de la pile, tombent au fond de ce vase, loin de la sphère d'action du zinc; enfin, la disposition de l'élément cuivre est telle que le sel de ce métal, ayant pénétré dans le compartiment du zinc, est réduit d'abord lors de la fermeture du circuit du couple. Il résulte de cet ensemble que, le zinc de ce genre de pile étant dans un liquide exempt ou à peu près de sulfate de cuivre, il se fait peu d'usure lorsque le circuit est ouvert.

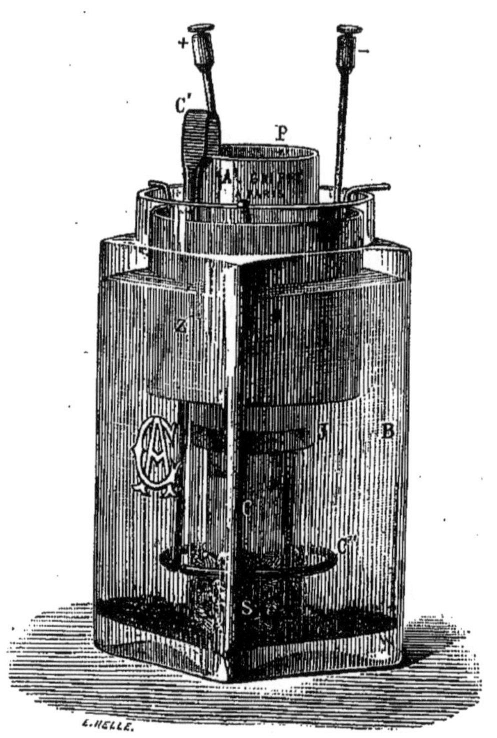

Fig. 7.

Cet élément est certainement appelé à donner des résultats inappréciables, à cause de la constance de sa longue durée.

Cependant, malgré son perfectionnement évident, le couple au sulfate de cuivre, en dépit du dire de M. Dubois-Reymond (*Rapport au Congrès*), nous paraît inférieur aux piles Leclanché ou aux autres appareils donnés par MM. Trouvé, Gaiffe, en France; Coxter, en Angleterre; Shtörher, en Allemagne.

Citons pourtant une pile exposée par M. le docteur Seure, de Saint-Germain. Notre honorable confrère a reproduit la pile au sulfate de cuivre de Becquerel, disposée dans un tube en U. Il ne nous paraît pas que cette disposition, ingénieuse sans doute, mais abandonnée depuis longtemps, soit appelée à un grand avenir. L'appareil est en somme facile à renverser et certainement, comme pile économique au sulfate de cuivre, nous lui préférons de beaucoup la pile de M. le docteur Onimus, très em-

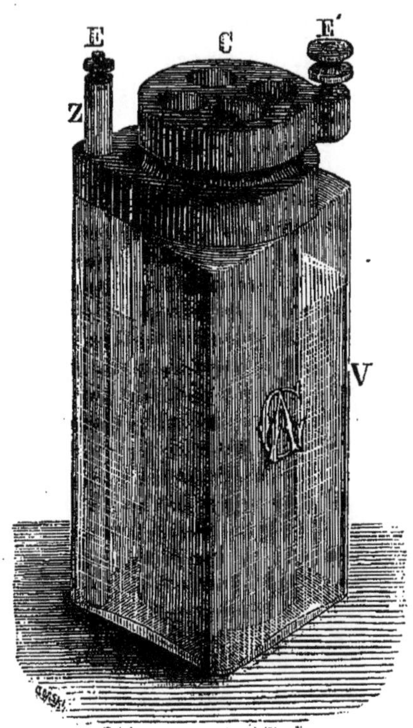

Fig 8.

ployée depuis une quinzaine d'années, ou bien encore la pile Callaud.

Les vrais piles médicales sont, à notre avis, la pile au chlorure de zinc et bioxyde de manganèse, pour le cabinet ; la pile au chlorure d'argent de Warren de la Rue, pour le transport.

Toutes deux sont construites par M. Gaiffe. La première (fig. 8) est d'une durée considérable, elle peut marcher pendant près de deux ans avec un travail journalier d'environ deux heures. Le zinc plonge dans une solution de chlorure de zinc au 1/5, un charbon de cornue percé de trous, remplis de bioxyde de manganèse, comme dépolarisateur, sert d'électrode positive.

La pile au chlorure d'argent de Warren de la Rue (fig. 9) se compose d'un étui d'ébonite ST sur lequel on visse à fond un couvercle CH, auquel est fixée une lame de zinc Z, soudée à un vis V, la lame de zinc est séparée d'une lame de cuivre Y, renfermée dans un sac d'étoffe, par un paquet de papier buvard I, que l'on trempe dans une solution de chlorure de zinc. Dans le sac renfermant la lame de cuivre se trouve une plaque de chlorure d'argent. Le cuivre est relié à une borne V'.

Cette pile a une grande énergie, mais sa durée est assez faible (quelques mois) et son usage ne convient qu'aux médecins qui ont souvent besoin d'employer l'électricité.

Dans ce cas, son faible poids et son peu de volume la rendent excellente dans l'emploi des piles portatives et aussi pour l'usage des appareils d'induction.

La figure 10 représente une pile de 24 éléments au chlorure d'argent ; malgré ce nombre considérable d'éléments, le poids de l'appareil ne dépasse pas 2 ou 3 kilogrammes. C'est donc par excellence un instrument destiné à l'électricien.

A côté de cette pile on peut ranger également la pile hermétique de M. Trouvé, qui

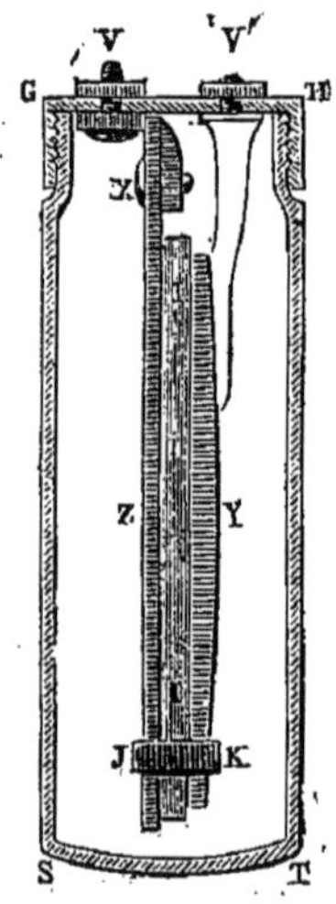

Fig. 9.

se trouve dans tous ses appareils d'induction ; elle dure longtemps et a une grande constance.

Les divers éléments, qui constituent la pile, se trouvent groupés sur des collecteurs, dont on peut voir un assez grand nombre à l'exposition.

Le collecteur a pour but de rassembler les fils sur un appareil qui permet de prendre à volonté un ou plusieurs éléments, selon le besoin. Le plus simple de tous est celui de Shtörher, le seul qui soit employé en Allemagne ; c'est le collecteur horizontal. La figure 11 en donne une idée.

La fiche N communique avec le zinc de la première pile. Le charbon ou le cuivre des autres éléments peut être mis en communication avec une lame de cuivre horizontale, par un curseur mobile C, qui est à volonté mis en contact avec un bouton métallique, relié au charbon de chaque élément. L'autre fiche P se place sur la tige de cuivre fixe ; on peut donc à volonté, en faisant mouvoir le curseur de gauche à droite, prendre le courant de 2, 4, 6, 8, etc., éléments.

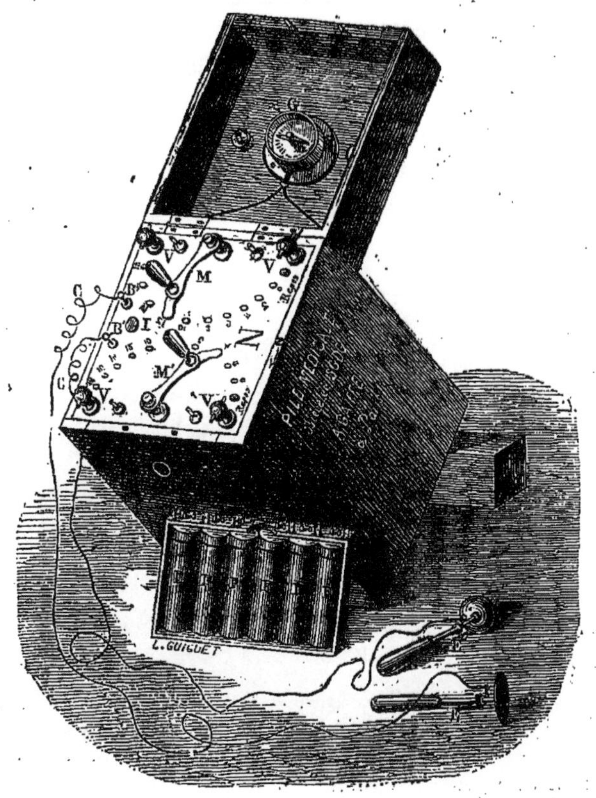

Fig. 10.

Ce petit collecteur, que M. Gaiffe met à ses appareils les plus simples, est économique ; mais il est disposé de telle sorte que

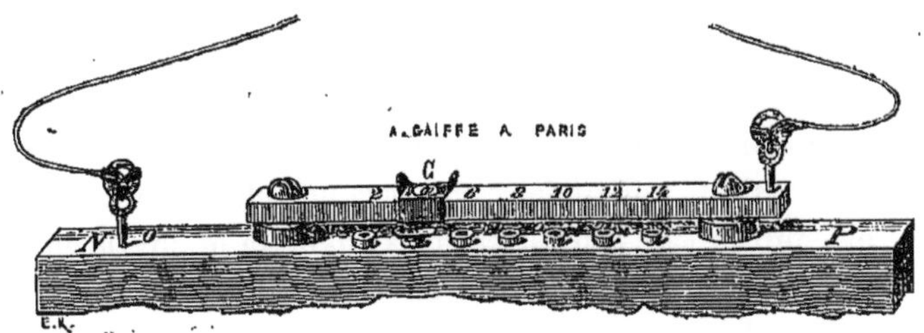

Fig. 11.

les premiers éléments sont toujours employés, ce qui amène une usure inégale de la pile.

Les collecteurs circulaires sont nombreux, on peut en voir des modèles dans les vitrines de MM. Coxter (Angleterre); Trouvé, Gaiffe, Brewer, Chardin, en France.

Mais celui qui de tous est le plus simple et le meilleur, est certainement le collecteur double de Gaiffe.

La figure 12 représente une batterie de piles au chlorure de zinc, munie de ce collecteur double, que l'on trouve représenté plus exactement dans la figure 13.

Il permet de prendre autant d'éléments que l'on veut, et d'em-

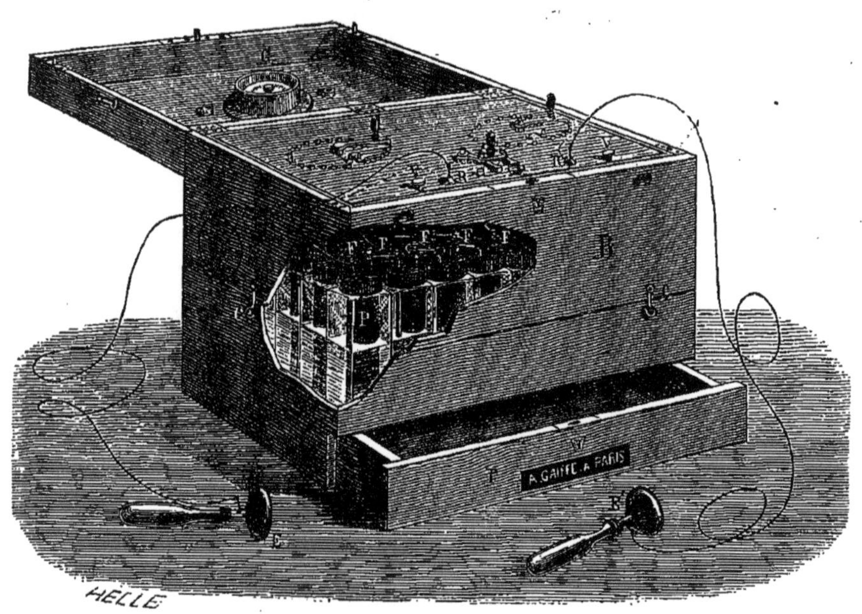

Fig. 12.

ployer successivement tous les éléments de la pile. Ainsi dans la figure 13, de la manière dont sont disposées les manettes, on prend le courant des éléments 2 à 22. Si, après avoir employé ces éléments, on voulait faire une seconde électrisation avec autant de couples (20), on mettrait la manette M sur le chiffre 42 et la manette M' sur le chiffre 22 du cadran droit. L'usure de la pile peut donc être, de cette façon, rendue très régulière.

Du reste, une preuve de l'excellence de cet appareil est l'emprunt (forcé) qu'en a fait M. Andriveau, pour le meuble construit pour M. le docteur Romain Vigouroux.

Ce meuble, très luxueux, mais très compliqué, a sans doute été imaginé par M. Vigouroux pour ramasser sous la main de l'opérateur tout l'arsenal électrique du médecin électricien. L'appareil est en effet très complet, mais l'accumulation des fils et des manettes est telle, que nous craignons fort que l'auteur ne s'embrouille, malgré la précaution qu'il a prise de faire indiquer sur la table tous les fils par des lignes blanches. Ce n'est certainement pas simplifier la besogne que de construire de tels instruments et nous avouons préférer les meubles très élégants, mais beaucoup plus simples, exposés par MM. Trouvé, Chardin et Gaiffe.

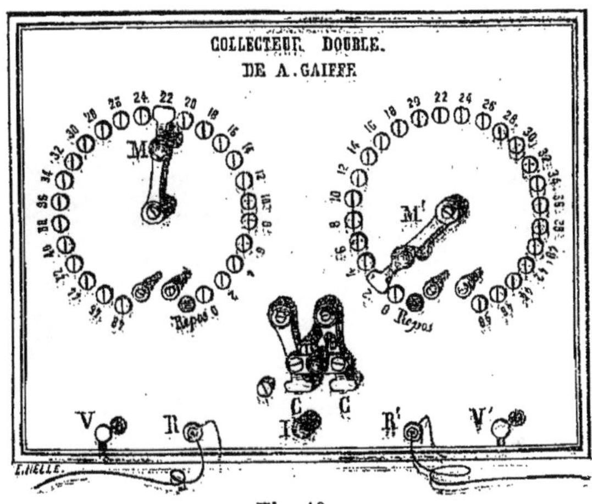

Fig. 13.

Il nous semble, en effet, que l'art du constructeur doit être de faire des meubles commodes et simples, où tout soit disposé pour un usage rapide, mais où il n'y ait rien qui attire trop la vue et qui risque de faire prendre un meuble médical pour la machinerie compliquée d'un poste télégraphique.

§ 3. *Appareils d'induction.* — L'induction est encore aujourd'hui l'un des procédés les plus employés par les médecins pour obtenir l'électricité. Le type de ces appareils est la machine de Ruhmkorf pour l'induction voltaïque et l'appareil de Clarke pour l'induction magnétique.

En partant de ces deux types classiques, les fabricants ont construit une masse d'appareils, qui tous se ressemblent plus ou moins, mais qui ne sont cependant pas tous aussi excellents les uns que les autres.

— 33 —

On sait que toutes les fois que l'on approche d'un circuit fermé un autre circuit parcouru par un courant voltaïque, ou bien un aimant, il se développe dans ce circuit un courant d'*induction* instantané et de sens contraire à celui du courant inducteur, ou au sens des courants d'Ampère dans le barreau aimanté.

C'est là ce que l'on appelle courant de *fermeture*, parce que pour plus de commodité on dispose l'expérience de manière à ne pas avoir à manœuvrer les circuits. Pour cela on lance le courant à l'aide d'un commutateur, ou l'on aimante un morceau de fer doux placé au voisinage du circuit fermé.

Si l'on éloigne le courant ou l'aimant, ou mieux si l'on interrompt le circuit, ou si l'on fait cesser l'aimantation, il se

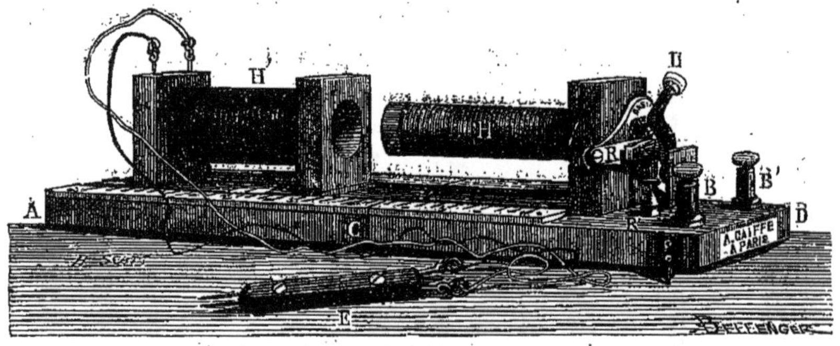

Fig. 14. Appareil physiologique d'induction du professeur Ranvier.

produit dans le circuit un courant instantané de sens direct, c'est-à-dire de même sens que le courant inducteur.

Ces faits étant donnés, il est facile de comprendre le jeu d'un appareil.

Pour augmenter le champ d'action des courants, inducteur ou induit, on enroule un fil sur deux bobines. Soit par exemple l'appareil figuré ci-dessus (fig. 14). La bobine H qui reçoit le courant de la pile par les bornes B et B' est *inductrice*, la bobine H' que l'on peut amener au-dessus de la bobine H est induite et le courant qu'elle produit est recueilli par les fils attachés à l'excitateur E.

Comme le courant induit est instantané, il faut un mécanisme qui permette d'interrompre et de rétablir fréquemment le courant de la pile. À cet effet, sur le trajet du courant inducteur, on place un interrupteur figuré en R. C'est un levier élastique terminé par une petite masse de fer. Le courant est transmis par cette pièce, qui repose, lorsque l'appareil ne marche pas, sur une borne en communication avec la pile. Dans l'intérieur de la bobine H est placé un bâton de fer doux.

Or, quand on ferme le courant de la pile, le fer doux de la bobine s'aimante et attire la masse du trembleur R. Comme le courant ne passe que lorsqu'il y a contact de ce trembleur avec la borne B, l'attraction qui fait cesser le contact a en même temps interrompu le courant. Par suite, l'aimantation produite par ce courant cesse avec lui, et le marteau revient par inertie à sa première place, ce qui ferme de nouveau le circuit. On obtient par cet artifice une série de fermetures et d'interruptions qui déterminent dans la bobine induite autant de courants. Le nombre des interruptions règle le nombre de courants produits dans le circuit induit. Plus le bras du levier est long, plus ses mouvements sont lents, et plus il est court, plus la production des courants induits est rapide.

Ce fait a son importance dans la pratique médicale. En effet, les courants alternatifs à oscillation trop rapide sont difficilement supportés. C'est pourquoi il faut abandonner les petits appareils où le marteau est trop court.

M. Trouvé construit d'excellents appareils d'induction, où la longueur du marteau est graduée à volonté. Un arc de cercle divisé, sur lequel se meut une aiguille, permet de savoir le nombre d'oscillations employé. Cet exemple est bon à suivre.

Dans les appareils *magnéto-faradiques*, les interruptions sont obtenues mécaniquement à l'aide d'une manivelle, qui fait tourner rapidement un électro-aimant autour des pôles d'un aimant permanent. A chaque passage devant un pôle il se produit, dans le circuit de l'électro-aimant, un courant d'approche et un courant d'éloignement. Ces courants sont recueillis par un commutateur spécial, qui peut redresser les courants, lesquels, on le sait, sont de sens contraire. On peut donc avec ces appareils obtenir tous les effets des courants de la pile, avantage qui n'existe pas dans les instruments volta-faradiques.

L'exposition de 1881 offrait deux types nouveaux de ces appareils, l'un construit par M. Chardin, dit appareil *étincelle*, l'autre par M. Gaiffe. Le petit appareil de M. Chardin est fort bien construit et capable de donner des courants très énergiques ; l'étincelle est assez forte pour allumer une mèche imbibée d'essence. La quantité d'électricité produite est considérable, mais il nous paraît difficile d'utiliser cet instrument dans la pratique médicale.

Le modèle de M. Gaiffe est également un appareil destiné à tout autre usage que la pratique médicale, mais nous pensons qu'il pourra, un jour donné, rendre des services inattendus. C'est, en somme, une petite machine magnéto-électrique, constituée par une bobine longue, genre Siemens, tournant entre les pôles de plusieurs aimants permanents. Le courant produit est capable d'illuminer une fine baguette de charbon. En modifiant

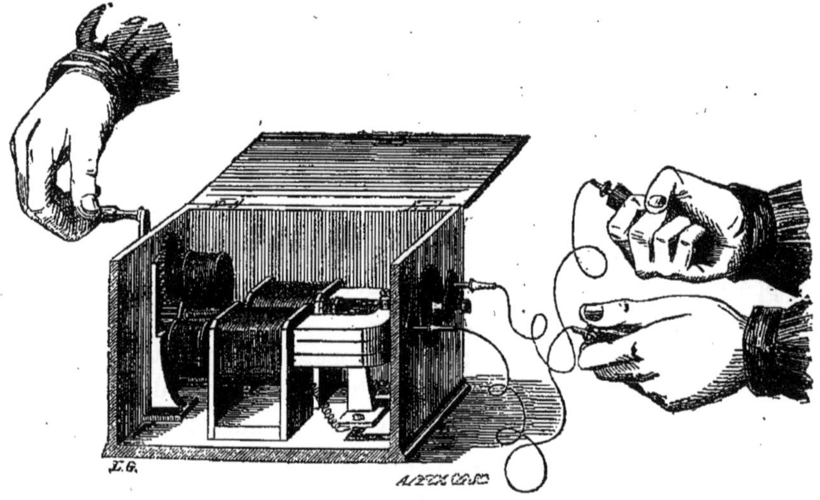

Fig. 15. Appareil magnéto-faradique à bobines combinées de A. Gaiffe.

l'appareil, il nous semble qu'on pourrait l'employer comme instrument d'éclairage; peut-être même rendrait-il des services dans la pratique thérapeutique, comme l'a fait ressortir M. Tripier dans une de ses remarquables conférences.

Outre ce nouvel instrument, on pouvait encore voir dans les vitrines de M. Gaiffe l'appareil destiné à un usage absolument médical. Comme on peut le voir dans la figure 15, l'aimant est multiple, ce qui augmente sa force; de plus, autour des pôles de cet aimant est enroulée une double bobine. Cette bobine recueille les courants déterminés par les variations d'intensité magnétique de l'aimant. Ces courants s'ajoutent à ceux de l'électro-rotatif, et l'on peut ainsi obtenir des effets très puissants, malgré le petit volume de l'appareil.

Ces appareils magnéto-faradiques sont peu employés aujourd'hui ; mais l'avenir leur rendra certainement justice et leur usage reviendra dans la pratique. Les courants qu'ils fournissent sont, en effet, à haute tension, et la quantité est assez considérable, avantage qui n'est pas à dédaigner dans certains cas.

Voyons, maintenant, les appareils *nouveaux* présentés par les fabricants parmi les instruments volta-faradiques.

Comme modèles nouveaux, nous ne trouvons que trois types vraiment intéressants : instruments de Shtorher, à Leipzig, instruments de Gaiffe et Trouvé, à Paris.

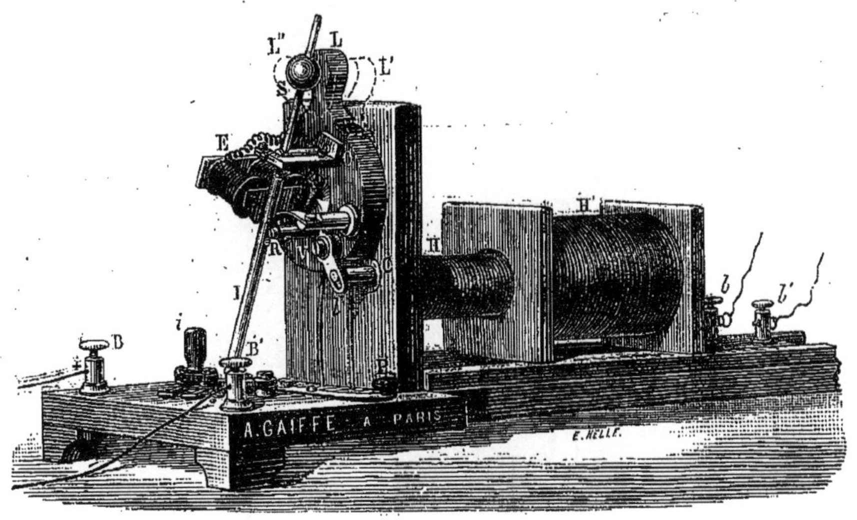

Fig. 16. Grand appareil d'induction du docteur Tripier.

Si nous voulions énumérer tous les types présentés, nous pourrions faire un long défilé de noms, mais tous ces modèles sont vieux et nous préférons les laisser de côté.

La figure 16 représente le grand modèle d'induction construit, par M. Gaiffe, sur les indications de M. le docteur Tripier. Ce superbe appareil est essentiellement un appareil de bureau ; il représente, en effet, une longueur de 1 mètre.

Il se compose d'une planchette divisée sur laquelle peuvent glisser trois bobines induites de rechange, l'une à gros fil pour obtenir des courants de quantité, l'autre à fil moyen, et la dernière à fil très fin et très long pour les courants de haute tension.

L'interrupteur, de construction spéciale et compliquée, quoiqué d'un maniement facile, peut donner de 50 à 3 000 interruptions par seconde.

On peut avec cet instrument obtenir tous les effets thérapeutiques les plus variés. Pour l'animer, il faut employer une pile assez forte. La meilleure est une batterie de deux grands éléments au chlorure de zinc.

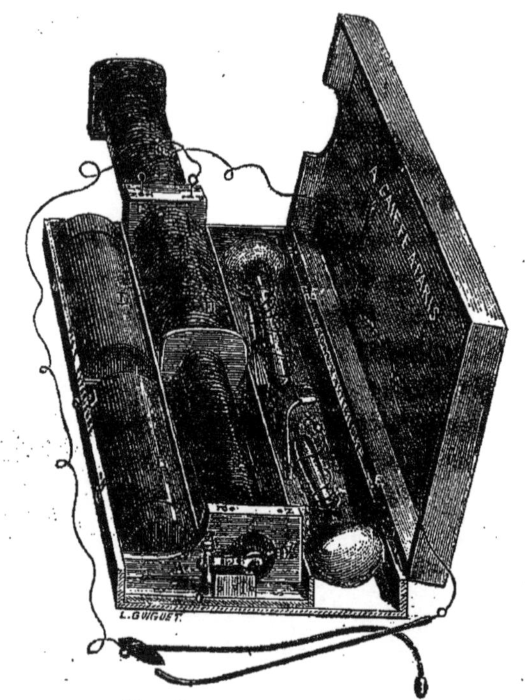

Fig. 18. Appareil portatif à chariot.

Comme le coût de cet appareil est assez considérable, M. Gaiffe fils a imaginé un interrupteur très ingénieux, permettant d'obtenir de 120 à 3 000 intermittences, moins précis, mais très simple et surtout moins coûteux. Ces deux modèles d'appareils sont parfaits.

Nous ne saurions trop, en effet, recommander l'appareil à *chariot*, qui permet de graduer facilement la force du courant.

Après ces grands appareils stables, M. Gaiffe construit une réduction portative représentée figure 18.

C'est certainement l'une des meilleures dispositions imaginées. Cet appareil se compose de deux hélices induites donnant les courants de haute et moyenne tension. Les courants de quantité sont donnés par l'extra-courant de la bobine inductrice.

Comme appareil plus simple figurait dans les vitrines du même fabricant le modèle de la figure 19. Dans ce type, la graduation se fait à l'aide d'un tube de cuivre qui recouvre le fer doux de la bobine inductrice. Les dimensions de l'appareil sont

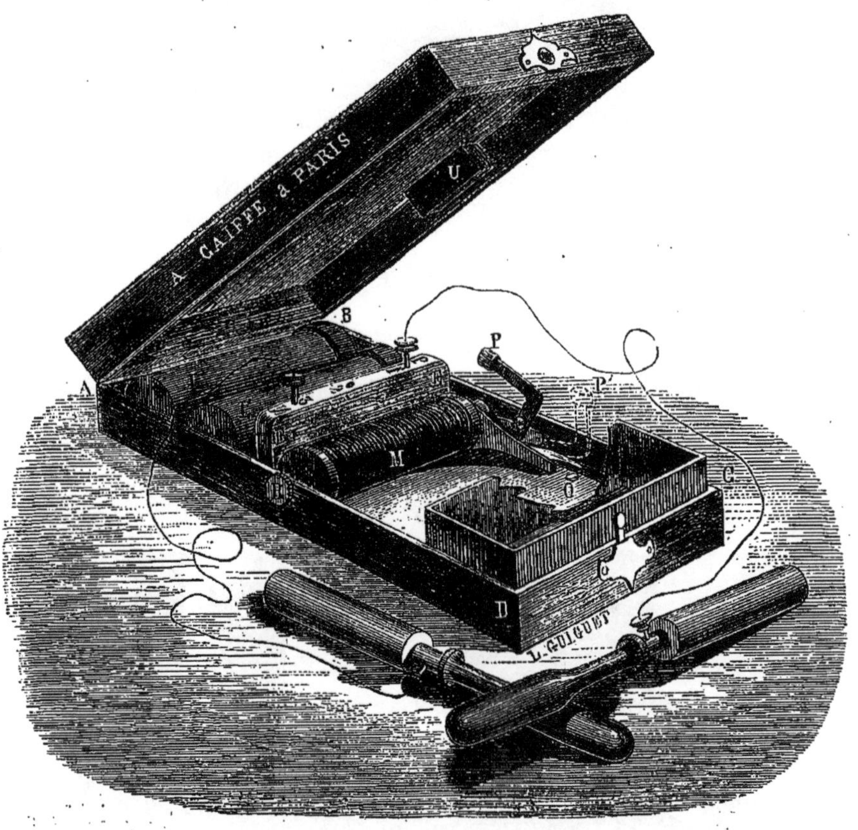

Fig. 19. Petit appareil d'induction.

encore assez grandes pour donner un nombre d'oscillations suffisamment lent.

Mais, nous ne saurions trop le répéter, les appareils à chariot sont de beaucoup les meilleurs, surtout lorsque les hélices sont en double. Dans les appareils à graduateur de cuivre, il est impossible de faire varier la grosseur du fil et, par conséquent, la tension du courant, défaut grave dans la pratique.

M. Trouvé a construit récemment de nouveaux types de machine d'induction à chariot, qui sont excellents. L'innovation

intéressante qu'il a faite est, nous l'avons déjà signalé plus haut,
de disposer le trembleur de manière à ce que l'on puisse lire, sur

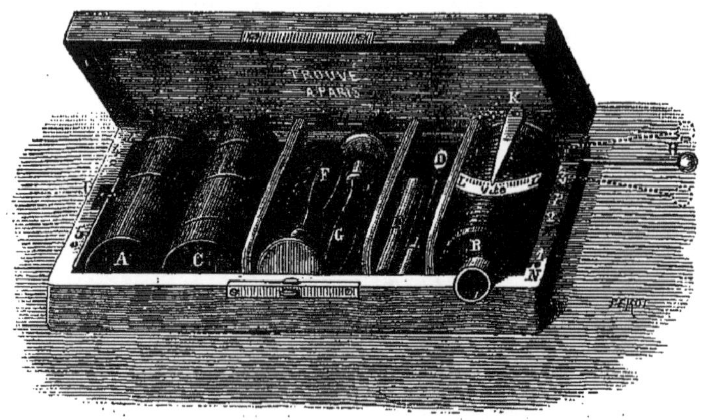

Fig. 20. Appareil portatif de Trouvé.

une graduation, le nombre d'oscillations qu'il donne. La figure 20
donne le dessin de son petit modèle, sur lequel on peut voir in-

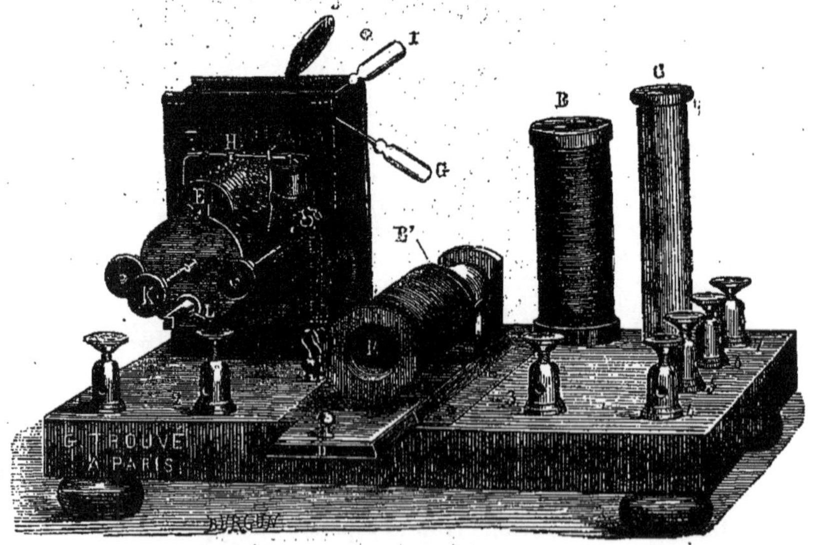

Fig. 21. Grand appareil à chariot de Trouvé, muni de son interrupteur.

diquée la pièce dont nous parlons ; on la retrouve sur le grand
appareil portatif (fig. 23).

M. Trouvé construit également un modèle d'induction à chariot très intéressant (fig. 21) ; c'est un instrument muni d'un

interrupteur mécanique, véritable régulateur d'horlogerie, permettant de donner un nombre mathématique d'interruptions.

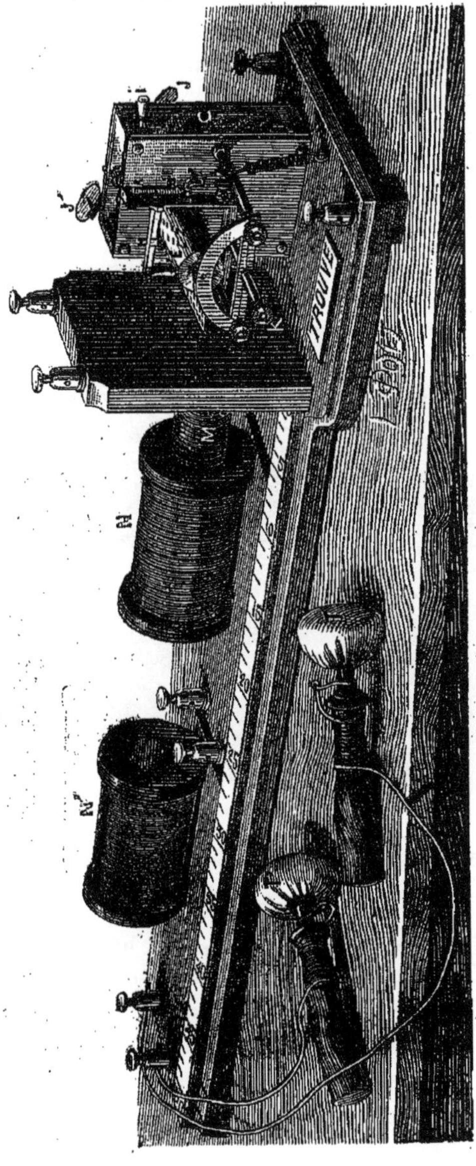

Fig. 22. Appareil à chariot, nouveau modèle de M. Trouvé.

La figure 22 représente le grand appareil de cabinet de
M. Trouvé. Dans ce bel instrument, les intermittences sont
obtenues à l'aide du joli interrupteur d'horlogerie dont est

également muni le modèle dont nous venons de parler (fig. 25).
Le courant inducteur circule dans la bobine M, construite en
fil gros et court ; c'est cette bobine qui permet de prendre les
courants de *quantité* représentés par les extra-courants, qui
se recueillent aux bornes placées au-dessus de la cloison en
bois à laquelle est fixée la bobine M. Les courants de *moyenne*
et de *haute* tension se recueillent dans les bobines induites N
et N'. La force du courant se gradue en augmentant ou diminuant la longueur dont la bobine induite recouvre la bobine
inductrice.

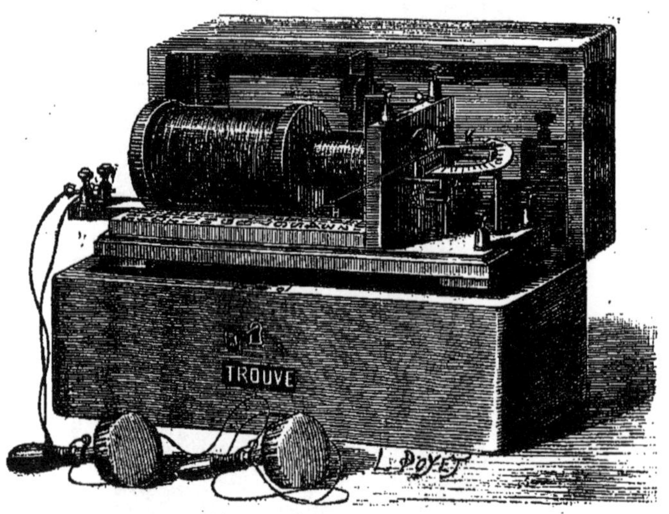

Fig. 23. Appareil à chariot portatif de M. Trouvé.

Le seul reproche, et il est faible, que nous ayons à faire à
M. Trouvé, c'est la nécessité où l'on se trouve de prendre les extra-courants comme courants de quantité. La graduation en est,
en effet, plus difficile que celle des courants induits, et il serait
plus simple d'ajouter une bobine induite à gros fil à ce bel instrument, pour en faire un appareil très complet et commode en
tous points.

L'appareil portatif du même système à chariot est muni du
trembleur ordinaire (fig. 23). Le nombre des interruptions se lit
sur un cadran disposé perpendiculairement au trembleur. Nous
avons déjà dit l'utilité de cette disposition ingénieuse.

Enfin la figure 24 représente le superbe meuble de cabinet construit aujourd'hui par l'éminent fabricant. Comme on le voit, il

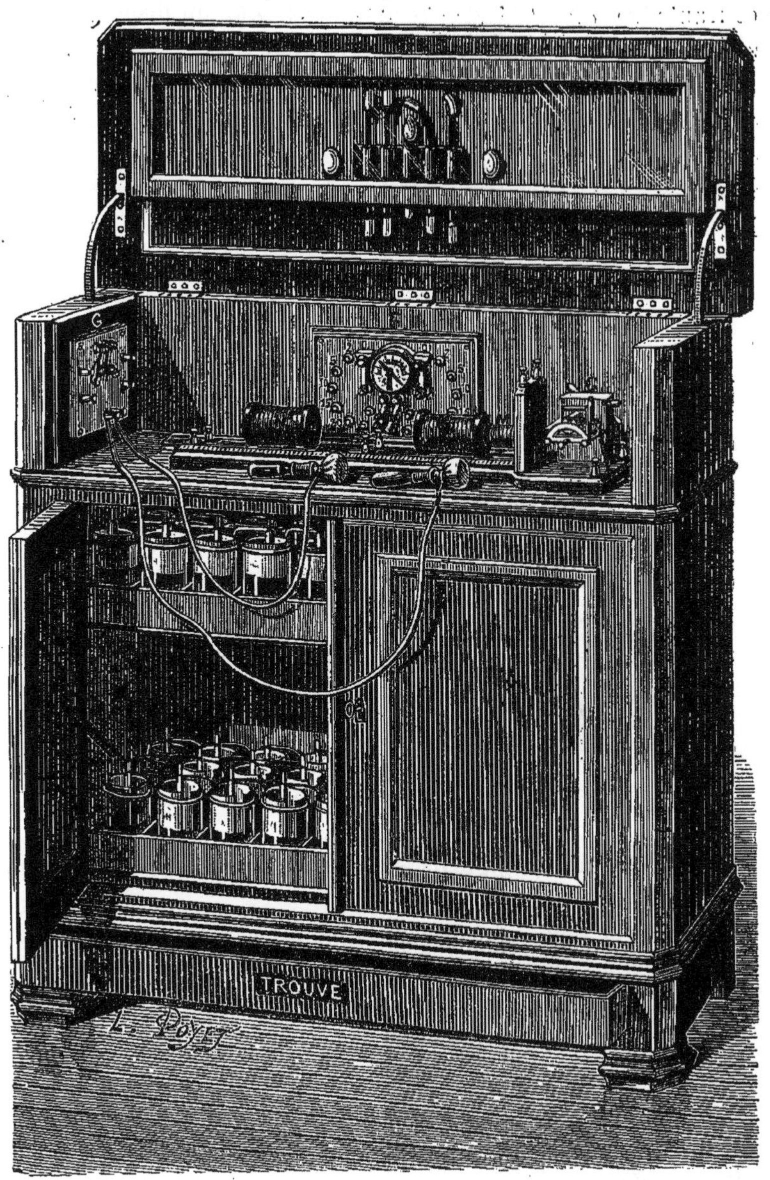

Fig. 24. Meuble de cabinet de M. Trouvé.

réunit les appareils à courants continus et les appareils d'induction.

Le collecteur de la pile est placé verticalement au fond du meuble, le courant est envoyé à une manette située sur la paroi droite du meuble. Le nouveau modèle d'induction, à interrupteur d'horlogerie, est placé sur la table. Par un dispositif ingénieux, les courants induits sont, comme les courants continus, envoyés à la manette de droite, et par la simple manœuvre de cette manette, qui est à renversement, on peut, sans changer les

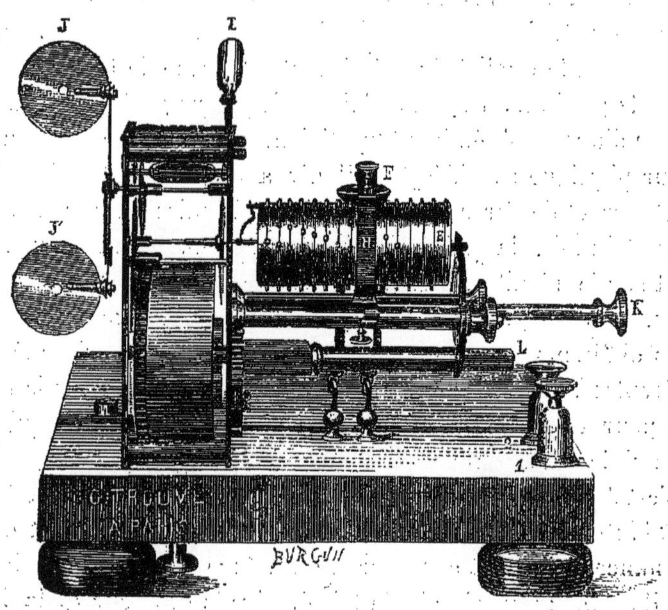

Fig. 25. Interrupteur à mouvement d'horlogerie de Trouvé.

tampons de place, employer sur le malade l'électricité d'induction ou l'électricité continue.

C'est, on le voit, une disposition aussi simple qu'ingénieuse ; le praticien a tout sous la main sans qu'il ait été nécessaire pour cela de donner au meuble des formes excentriques.

Citons aussi les appareils exposés dans la section allemande par M. S. Stöhrer. Comme fini d'exécution et même d'élégance, ils ne laissent rien à désirer. L'interrupteur de S. Stöhrer ressemble beaucoup à celui imaginé par M. Gaiffe fils, mais il est moins ingénieusement disposé et de plus assez fragile.

Dans l'exposition de M. Audriveau se trouvait un appareil portatif à courants continus, où un appareil induit à chariot était contenu dans le couvercle. Cette disposition nous paraît vicieuse.

D'abord, il est rare qu'on ait à emporter une pile portative, ces appareils se louant le plus souvent au malade par le fabricant. Au contraire, tous les jours on emporte un appareil induit. Avec le système de M. Andriveau il faudrait emporter perpétuellement les deux appareils à la fois, obligation qui nous paraît peu agréable.

Dans la conférence qu'il a faite au palais de l'Industrie, M. le docteur Onimus a beaucoup vanté les bobines en fil d'argentan, construites sur ses indications par M. Mangenot. D'après M. Onimus, la qualité du métal dont est formé le fil influe sur les effets produits. Une semblable opinion nous étonne dans la bouche d'un aussi éminent praticien. C'est là, en effet, une erreur physique considérable. Il n'y a que des conditions de résistance et de force électromotrice qui puissent influencer le courant induit, la qualité du métal lui-même n'influe aucunement sur le résultat. Il est impossible d'admettre que deux bobines, donnant un courant d'égale intensité, produisent des effets différents, parce qu'elles sont construites avec des métaux différents ; il faudrait alors admettre une différence dans la *qualité*, pour ainsi dire chimique, du fluide électrique, ce qui est impossible et absolument en dehors de la physique.

C'est donc simplement dans la différence des facteurs établissant l'intensité du courant, c'est-à-dire de la tension et de la résistance, qu'il faut chercher la différence des effets produits. Or, il est bien plus simple de faire varier la grosseur et la longueur du fil inducteur, que de changer la nature du métal, ce qui augmente le prix de revient de l'appareil, les fils d'argentan et de plomb étant moins communs dans le commerce que les fils de cuivre.

§ 4. *Plaques métalliques, aimants.* — M. Burq a exposé dans une vitrine fort artistement disposée et faisant pendant à la vitrine des marchands de piles de Pulvermaker et de bagues électriques, des bracelets et colliers de ses plaques métalliques.

Assurément, les métaux sont des électro-moteurs, lorsqu'on les place sur la peau ; mais ce n'est pas certainement la force électromotrice développée par les plaques de M. Burq, qui peut déterminer, chez les sujets hystériques et prédisposés aux manifestations étranges, les curieux phénomènes étudiés sous le nom de *métallothérapie* ou plutôt *métalloscopie*.

Nous regrettons de ne pas avoir vu figurer au même titre que les plaques de M. Burq, à l'exposition d'électricité, les divers échantillons de bois d'ébénisterie à l'aide desquels M. Dujardin-Beaumetz a reproduit les expériences de *métalloscopie* transformée en *xyloscopie*.

Les aimants sont des électro-moteurs plus intéressants et qui pourront peut-être, dans l'avenir, donner des résultats sérieux. Nous en avons vu de beaux modèles dans l'exposition de M. Andriveau. Ce constructeur a aussi exposé un électro-aimant muni de poignées. Cette disposition est ingénieuse, mais le modèle de M. Andriveau est très lourd. Celui que construit Stöhrer est plus léger et de forme mieux comprise.

APPAREILS DE MESURE.

Tous les constructeurs fabriquent des galvanomètres, mais M. Gaiffe est le seul qui livre avec ses instruments un galvanomètre divisé en unités d'intensité (fig. 26).

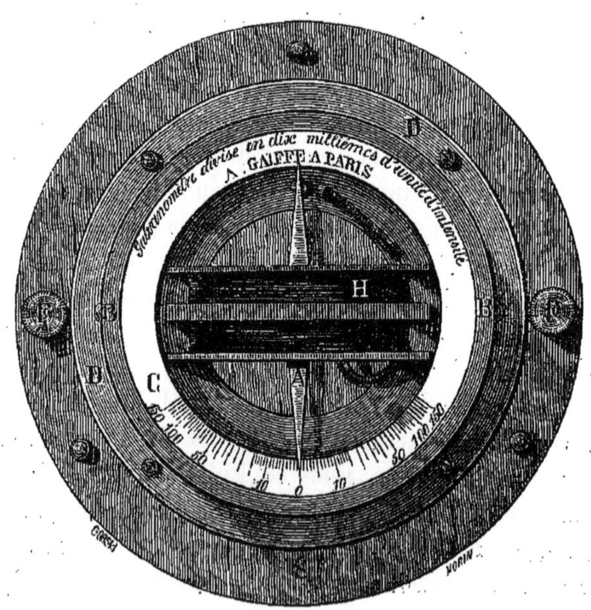

Fig. 26. Galvanomètre de A. Gaiffe.

Cet appareil est divisé en *milliampères*, unité de mesure d'intensité adoptée par le congrès des électriciens. Il est impossible de faire des observations sérieuses sans cet instrument, qui permet de mesurer exactement, la tension de la pile et la résistance du corps humain, lorsque l'on ajoute au galvanomètre le rhéostat gradué en *ohms*, ou unités de résistance.

'Le rhéostat est une véritable *boîte de poids* électrique, le galvanomètre représentant la *balance*.

C'est un instrument construit d'après le type représenté dans la figure 27.

Chacune des bobines représente un système dont le fil a été

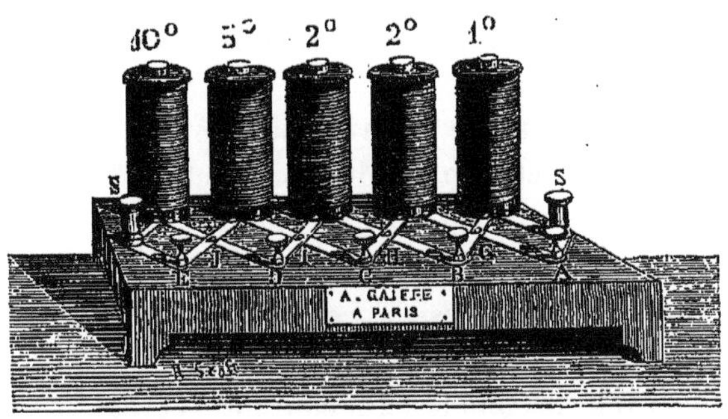

Fig. 27. Modèle d'un appareil de résistances.

mesuré de manière à équivaloir à un certain nombre de résistances connues. On peut faire passer le courant à volonté dans une ou plusieurs bobines et par conséquent opposer au courant une résistance voulue.

Le rhéostat médical de M. Gaiffe est de 40 000 *ohms* partagés en 20 bobines de 1 à 20 000 unités.

Il est nécessaire de donner, au sujet des appareils de mesures électriques, quelques explications sur leur usage et sur le résultat important de la discussion engagée au Congrès des électriciens sur l'unification des mesures électriques.

Toutes les mesures, on le sait, se rapportent aujourd'hui au système métrique, le plus simple de tous pour effectuer les calculs délicats de la physique. L'unité de longueur est le *mètre*; le *gramme*, ou unité de poids, représente la valeur de l'intensité de la pesanteur agissant sur une masse d'eau égale à l'unité de volume, ou *centimètre cube*; enfin, l'unité de temps est la *seconde*, qui représente le temps employé à parcourir l'arc d'une petite oscillation, par un pendule d'une longueur calculée d'après l'intensité de la pesanteur, au lieu où l'on opère.

L'ensemble de toutes ces mesures constitue le grand système

scientifique appelé *système C. G. S.*, c'est-à-dire système du *centimètre, gramme, seconde.*

Pour établir une unité mathématique dans les mesures effectuées en électricité, il fallait ramener à ce système toutes les unités abstraites imaginées, selon le besoin du moment, par les physiciens des divers pays. C'est ce travail qui a été accompli par le Congrès, pour le plus grand bien de l'entente générale des physiciens et des électriciens. Résumons les variables qui interviennent dans la production d'un phénomène électrique :

1° Sous l'action d'une *force électromotrice* il y a *production* d'électricité ;

2° L'électricité se trouve mise en liberté, mais éprouve une certaine *résistance*, selon la conductibilité et les dimensions du conducteur ;

3° Le rapport de l'énergie de la force électromotrice qui détermine la *tension* et de la résistance du courant représente l'*intensité* de ce courant.

Or, on le sait, les effets du courant, et par conséquent l'énergie disponible, sont proportionnels à l'intensité. Dans la pratique, on devra donc toujours combiner les variables (force électromotrice et résistance), de manière à obtenir le maximum d'intensité. Algébriquement la formule d'intensité est donnée par l'expression de Ohm connue de tout le monde :

$$I = \frac{E}{R}$$

dans laquelle I représente l'intensité, E la force électromotrice et R la somme des résistances opposées au courant.

4° Si l'on fait intervenir la question de temps, l'intensité d'une pile établira un débit d'une certaine *quantité* d'électricité, variable avec le temps pendant lequel le courant passera ;

5° Enfin, si l'on emmagasine de l'électricité dans un condensateur, l'appareil fonctionnant comme tel pourra absorber une quantité d'électricité plus ou moins grande selon sa *capacité.*

Donc, pour mesurer ces divers éléments qui sont *variables* pour divers systèmes et *constants* pour un système donné, il faudra posséder des étalons de mesure, c'est-à-dire des unités de *force électromotrice, résistance, intensité, quantité* et *capacité.*

Parmi ces unités, les trois premières sont les plus intéressantes, surtout à notre point de vue spécial.

Voici les décisions du Congrès :

L'unité de *force électromotrice* s'appelle un *volt* et l'unité de *résistance* un *ohm*. (La détermination de ces deux unités se fait par des procédés spéciaux dont nous parlerons tout à l'heure.)

Un courant d'un *volt* passant dans un *ohm*, c'est-à-dire l'unité de force électromotrice agissant sur l'unité de résistance produit un courant d'une unité d'*intensité* ou de 1 *ampère*.

Si maintenant l'*ampère*, ou un courant égal à l'unité d'intensité, se trouve produit en une seconde (unité de temps), on a l'unité de *quantité* électrique, qui s'appelle aujourd'hui *coulomb*.

Enfin, l'unité de *capacité* électrique se trouve représentée par un appareil dont la capacité peut se trouver remplie par un *coulomb*, et on appelle *farad* cette unité de capacité. Autrement dit : un condensateur qui se trouve chargé en une seconde par un courant d'intensité égale à un *ampère*, possède une capacité égale à un *farad*.

Ces données assurément très sèches nécessitent quelques explications. D'abord disons, tout de suite, que l'unité d'intensité, autrefois appelée *weber* et actuellement dénommée *ampère*, est une unité beaucoup trop forte pour la pratique médicale. Pour faire traverser le corps humain par un courant d'un weber ou d'un ampère, il faudrait mettre en action plusieurs centaines de couples Bunsen, et assurément le sujet d'expérimentation s'en trouverait fort mal. L'intensité électrique compatible avec l'usage médical se gradue par millièmes d'unité industrielle, c'est-à-dire autrefois en *milliwebers*, aujourd'hui en *milliampères*.

Généralement on dit que le *volt* ou unité de force *électromotrice* est représenté par la force électromotrice d'un élément Daniell. C'est une erreur. Les éléments genre Daniell, c'est-à-dire au sulfate de cuivre, ont une force électromotrice variable de 0,9 à 1,1 environ. La mesure des forces électromotrices se fait par la détermination des intensités électromagnétiques, s'il est permis de s'exprimer ainsi.

On obtient, en effet, la formule du *volt* en déterminant la force électromotrice engendrée dans un circuit en rotation dans un champ magnétique. Pratiquement, l'expérience se fait à l'aide d'appareils spéciaux qu'il est impossible de décrire ici (galvanomètres très sensibles, boussoles, sinus, etc.).

Au point de vue général, on peut dire que le couple Daniell a une force électromotrice sensiblement égale à un *volt*. (On pourrait prendre comme étalon le nouveau couple au sulfate de cuivre de M. Gaiffe, dont la marche est presque absolument constante.) La pile Bunsen a une force électromotrice égale presque au double (1^{volt},964). Les éléments au sel ammoniac ou aux chlorures de zinc ou d'argent ont une force électromotrice intermédiaire, variant entre 1,3 et 1,5.

Il suit de là que si l'on emploie des piles au sulfate de cuivre, il faudra, pour obtenir la même intensité, en employer plus que si l'on employait des couples au chlorure de zinc. Les avantages des divers modèles de piles se résument, en effet, à cette question très simple : *limiter le nombre des éléments à l'intensité nécessaire.*

Journellement on entend des praticiens ou constructeurs vanter les instruments qu'ils emploient, en disant que leur pile ne *produit pas d'eschare.* Mais ce qui produit l'eschare, c'est l'énergie de l'intensité, et l'on évitera toujours cet accident en surveillant la marche de la pile et en étudiant avec soin ses *variables,* c'est-à-dire les éléments qui déterminent l'intensité.

C'est pour cela qu'il est impossible de faire de saine pratique électrique, si l'on n'emploie pas un galvanomètre gradué en *milliampères,* et un appareil de résistances.

Le galvanomètre de M. Gaiffe, que nous avons indiqué plus haut, est divisé en *milliampères ;* le rhéostat médical, dont nous avons aussi parlé, est un appareil de résistances mesurées en *ohms,* c'est-à-dire en unités.

A l'aide de ces deux instruments, il est toujours facile, par la simple lecture du galvanomètre, de mesurer l'intensité de la pile employée et de diminuer cette intensité en opposant des résistances au courant. Si, au contraire, on veut augmenter l'énergie de l'intensité, il n'y a qu'à augmenter le nombre des couples employés. On sait que les effets physiologiques diffèrent selon que l'intensité est obtenue en augmentant la tension (augmentation du nombre des couples) ou en diminuant les résistances. Le rhéostat est donc nécessaire pour permettre au médecin d'augmenter le nombre des couples employés sans changer pour cela l'intensité. Pour obtenir ce résultat, il n'y a qu'à augmenter les résistances jusqu'à ce que l'aiguille soit revenue au degré d'intensité occupé par elle avant l'addition des couples. De cette manière, on peut augmenter l'énergie des effets physiologiques désirés, sans risquer pour cela de produire des eschares ;

or, ce résultat ne peut être obtenu, nous le répétons, que par l'emploi combiné des appareils de résistance et des galvano-mètres d'intensité.

EFFETS CHIMIQUES ET PHYSIQUES DE L'ÉLECTRICITÉ
POUVANT S'APPLIQUER
A LA MÉDECINE ET A LA THÉRAPEUTIQUE.

L'électricité produit de la chaleur, de la lumière et du mouvement, en se transformant en ces divers agents physiques. De plus, l'action d'un courant électrique en agissant sur un circuit est capable de produire des effets d'induction intéressants dans l'étude de l'action électrique sur le système nerveux, car les nerfs peuvent être assimilés à des conducteurs.

Au point de vue chimique, l'électricité amène, on le sait, des décompositions d'ordre particulier très intéressantes au point de vue des applications médicales.

Nous dirons quelques mots des effets chimiques de l'électricité, en traitant des applications actuelles de l'électricité à la méde-cine. Mais nous étudierons avec assez de soin les diverses ma-nières dont on a utilisé les phénomènes physiques produits par l'électricité, car ils ont été le point de départ de la construction d'appareils très ingénieux destinés à l'exploration ou à la théra-peutique médicale.

§ 1. *Mouvement.* — La transformation de l'électricité en mou-vement est un des problèmes industriels les plus intéressants. La production de la force par l'électricité est, en effet, une question à l'ordre du jour, qui intéresse indirectement la thérapeutique.

Sans entrer dans de longs détails, on peut dire que la chi-rurgie sera peut-être un jour très heureuse de posséder une force facile à obtenir, régulière et parfaitement maniable. Déjà au-jourd'hui les dentistes emploient des appareils rotateurs destinés à produire facilement une force motrice capable de mettre en action les *fraises* à l'aide desquelles ils peuvent percer dans la dent des trous très réguliers, sans risquer de briser la substance.

Il est une autre opération qui nécessite l'emploi d'une force motrice, c'est l'électrisation par les machines statiques. Au-jourd'hui la plupart des électriciens reviennent avec raison à l'usage de ces appareils, à l'aide desquels il est possible d'obtenir une charge électrique d'une quantité presque nulle, mais de tension infinie.

Jusqu'ici la mise en rotation des machines statiques est restée un problème plus difficile à résoudre qu'on ne pourrait le croire. M. Arthuis fait mettre ses machines en mouvement par un homme placé dans un réduit situé à côté de son cabinet. Un axe mû par une manivelle traverse le mur, et de cette façon le médecin reste seul avec son malade. Ce procédé est encore le seul qui soit pratique en dehors du moteur électrique. C'est celui auquel nous nous étions nous-même arrêté jusqu'à ces derniers temps.

M. Vigouroux emploie un moteur à gaz ; mais le moteur à gaz rend humide la pièce où il se trouve. Il faut donc avoir une courroie de transmission et mettre le moteur au dehors. De plus, cet appareil fait du bruit et use des quantités d'huile considérables, sans compter qu'il sent mauvais, à cause de l'échauffement des matières grasses. Son emploi transforme donc fatalement le cabinet du médecin-électricien en une sorte d'usine, condition assurément désavantageuse.

Quant à l'emploi des appareils à vapeur et à eau, ils sont encore plus incommodes ou plus dispendieux ; le moteur d'horlogerie, il n'y faut pas songer. Reste donc le moteur électrique.

Nous avons essayé de ce système, et aujourd'hui c'est le seul que nous employons.

Le moteur auquel nous avons donné le choix est le moteur dynamo-électrique de M. Trouvé (fig. 28). Ce petit instrument, haut de 20 centimètres sur 25 de long et 15 de large, est capable de produire une force de 3 kilogrammètres, plus que suffisante pour la mise en action de notre machine.

Entre deux armatures de fer doux, échancrées en ellipsoïde, A tourne une bobine B genre Siemens. Les armatures font partie d'un électro-aimant situé au-dessous de l'appareil, et dont la bobine est figurée en C. La bobine B tourne entre deux tourillons IJ. Le courant de la pile entre par les bornes F, G ; il actionne d'abord l'électro-aimant en circulant dans la bobine C, pénètre ensuite dans la bobine B par des balais situés en dedans des tourillons J, frottant sur un collecteur de construction très ingénieuse et très solide. Par suite des actions réciproques des courants magnétiques des armatures et des courants qui traversent la bobine B, il se produit des répulsions et attractions très énergiques qui déterminent la mise en rotation rapide de l'appareil.

Comme toute machine dynamo-électrique, ce moteur est *ré-*

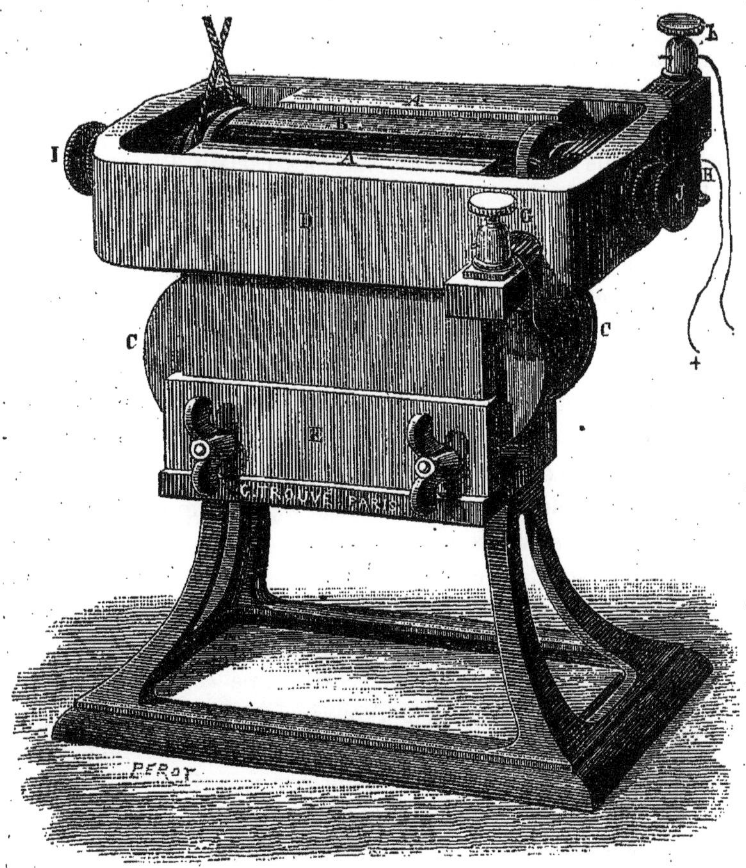

Fig. 28. Moteur de M. Trouvé.

versible, c'est-à-dire que si au lieu de lui fournir de l'électricité on le soumet à une rotation rapide, il donne de l'électricité. Il pourrait donc, au besoin, servir d'appareil magnéto-électrique.

Nous excitons notre moteur à l'aide de la pile à treuil, au bichromate de potasse, de M. Trouvé, telle que celle employée par lui sur son bateau. Malheureusement cette pile se polarise très vite. Cependant, en la surveillant avec soin, elle peut durer trois jours en fournissant, à plusieurs reprises, un travail consécutif de quinze minutes chaque fois.

Afin d'éviter les manipulations ennuyeuses et répétées, nécessitées par l'emploi de cette pile, nous faisons installer en ce moment une batterie de dix grands éléments Bunsen transformés, par Delaurier. Cette batterie nous donnera un travail suffisant de plus d'une heure par jour de *travail effectif*, et cela pendant une durée de quinze à dix-huit jours environ.

Il n'y a pas à se dissimuler que le problème de *la pile*, au point de vue de la production de la force, est très difficile à résoudre. Mais cependant nous sommes certain d'arriver à cette solution avant peu, l'expérience aidant. Et d'ailleurs, tel que nous l'employons actuellement, malgré les ennuis qu'il y a à recharger une batterie au bichromate tous les trois jours, nous déclarons être beaucoup plus satisfait du service du moteur que du service de l'homme chargé de tourner la roue. Le moteur, en effet, est toujours prêt et à toute heure.

Un détail intéressant, c'est le point d'application de la force. Nous nous servons d'une machine Carré ; nous avons fait adapter une poulie à l'axe de la roue de caoutchouc, c'est-à-dire de celle qui tourne le plus vite ; c'est à cette poulie que s'applique la courroie de transmission, laquelle se trouve prendre la force directement sur l'axe du moteur.

Ainsi établi, celui-ci fonctionne *sans bruit désagréable*. Il ne ronfle pas autant que le moteur Marcel Depretz, qui produit un ronflement souvent assez fort. C'est même cette condition qui nous a fait choisir le modèle Trouvé.

Le moteur Trouvé a bien l'inconvénient d'être obligé d'employer une partie du courant à former son champ magnétique (35 pour 100). Mais cette considération est de faible importance dans une application d'un genre aussi particulier. D'autre part, il n'a pas, comme le moteur Marcel Depretz, l'inconvénient d'exiger assez souvent la réaimantation des barreaux aimantés ; une fois installé, il reste à sa place et fonctionne régulièrement et silencieusement sans nécessiter d'autre soin que celui de mettre de temps en temps une goutte d'huile aux points de frottement.

La condition de la réaimantation des aimants est une question assez grave pour l'emploi des petits moteurs. On comprend en effet qu'un aimant qui se désaimante commence par produire moins de force, condition désastreuse dans l'emploi journalier.

Toutes ces raisons nous ont fait jusqu'à nouvel ordre rejeter les moteurs magnéto-électriques. Nous entreprenons d'ailleurs quelques expériences qui élucideront complétement la question à notre point de vue spécial.

§ 2. *Lumière.* — Aujourd'hui que l'électricité sert communément à l'éclairage, il était naturel de songer à employer cette source de lumière pour éclairer les cavités afin de faciliter l'exploration médicale. Mais pour l'emploi restreint destiné à cet usage, de petits moyens suffisaient, sans qu'il fût nécessaire de s'adresser à des procédés compliqués et dispendieux. C'est là le but qu'a poursuivi et atteint M. Trouvé, dans la construction de l'instrument qu'il nomme *polyscope*.

D'autres l'ont imité, mais c'est à lui que revient l'honneur d'avoir le premier résolu ce problème : *obtenir, sous un petit volume, un appareil capable, à un moment donné, de fournir une quantité de lumière suffisante aux explorations médicales.*

Dans la constrution de son *polyscope*, M. Trouvé a employé la pile secondaire de Planté, que nous avons décrite précédemment. Cette pile secondaire se charge avec une pile primaire indépendante, de sorte qu'une fois l'appareil préparé on peut le transporter au loin sans s'inquiéter de la charge électrique, qui reste toujours constante. Un galvanomètre placé sur l'instrument indique l'intensité du courant, lorsque l'on ferme le circuit. Cette intensité peut se régler facilement à l'aide d'un régulateur ou rhéostat, très simple. Une série de réflecteurs est jointe à l'appareil.

La figure 29 représente le *polyscope* double, qui a l'avantage de pouvoir être employé en même temps à la cautérisation et à l'éclairage, disposition très utile pour pratiquer aisément les cautérisations utérines. Il se compose d'une boîte en bois noir qui contient deux éléments Planté ; un galvanomètre B placé au-dessous de la poignée permet de mesurer la charge. L'intensité de celle-ci se gradue à l'aide des rhéostats A et A', qui représentent un des pôles de chacune des piles et sur lesquels on fixe une des extrémités de chacun des conducteurs. Les deux autres fils sont fixés aux bornes figurées en arrière de l'appareil.

Lorsque l'on veut se servir du *polyscope*, on commence par le charger en fixant aux fils (indiqués au bas de la figure) *négatif* et *positif* les électrodes correspondants de la pile primaire. Quand l'appareil est chargé, on fixe les conducteurs aux bornes et aux rhéostats, puis on y attache les instrument de cautérisation ou d'éclairage F et F' ; ceux-ci sont munis d'une pédale permettant de fermer le circuit à volonté. Tout d'abord on a relevé les rhéostats A et A' afin de ne pas risquer la fusion du fil de platine, dont l'incandescence fournit la chaleur ou la lumière; l'énergie du courant est ensuite augmentée en baissant lentement le régulateur.

Dans la charge du réservoir, il faut bien prendre garde de ne pas se tromper en attachant le pôle positif de la pile au négatif du *polyscope* et le négatif au positif, car cette erreur amènerait

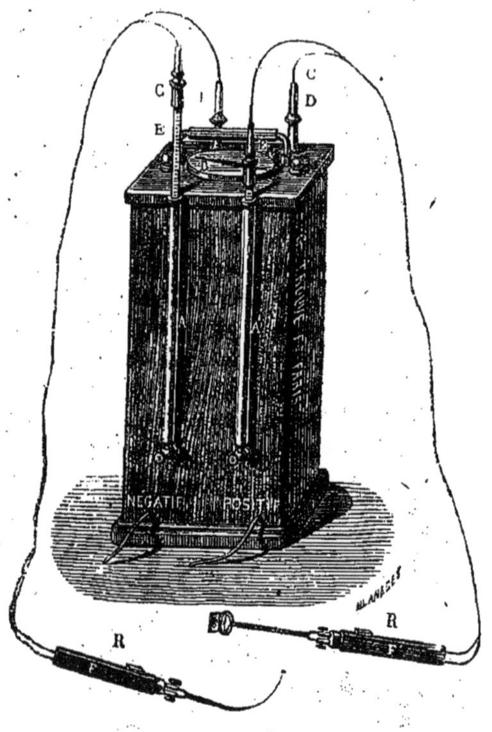

Fig. 29.

l'altération des couches d'oxyde de plomb dont la transformation fournit le courant de la pile secondaire. Un peu d'attention évitera d'ailleurs cet accident.

Tel qu'il est construit, cet instrument est certainement l'un des plus ingénieux imaginés et celui dont l'emploi aisé laisse loin derrière lui, pour la perfection, toutes les piles de grande intensité construites par les imitateurs de M. Trouvé.

Il est inutile de dire que dans le polyscope double on peut employer à volonté l'un des éléments séparément, ou tous les deux à la fois. D'ailleurs le constructeur livre des polyscopes simples destinés seulement soit à l'éclairage, soit à la cautérisation.

Les figures 30 et 31 donnent l'idée des réflecteurs employés à

projeter la lumière; celui de la figure 2 sert à éclairer la gorge,
le vagin; l'autre est muni d'un miroir, ce qui permet de l'employer
pour l'exploration du larynx, des fosses nasales ou de la face
postérieure des dents. Le premier surtout est très utile pour
l'exploration au spéculum; on sait en effet combien il est désa-

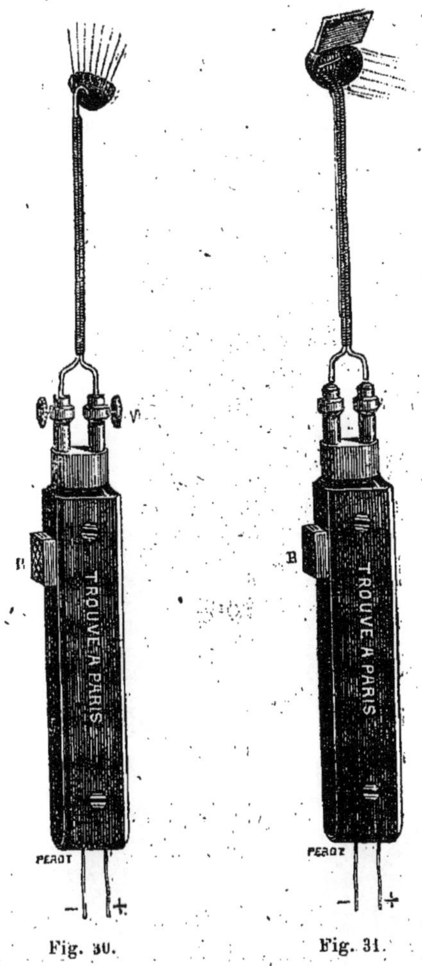

Fig. 30.   Fig. 31.

gréable d'être obligé de tenir une lampe ou de se placer de manière à ne pas s'interposer entre les rayons lumineux et l'objet à
éclairer. Avec le réflecteur de M. Trouvé, au contraire, il est
très facile d'éclairer les cavités, car le volume de l'instrument
est presque nul.

La seule précaution à employer est de modérer l'intensité du courant, afin de ne pas risquer de fondre le fil de platine, qui, en rougissant, produit la lumière.

Outre ces deux réflecteurs, le même constructeur a imaginé des appareils destinés à éclairer l'estomac, et même la vessie ou le rectum. Le public de l'exposition a plusieurs fois admiré le spectacle curieux de poissons, dont l'intérieur, devenu transparent par l'éclairage électrique, était parfaitement visible au milieu d'un aquarium où ils continuaient à se mouvoir. Il est évident que ces appareils, véritablement très ingénieux, pourront rendre des services au diagnostic. Déjà MM. Guyon, Lailler et Péan s'en sont servis avec avantage, et nul doute que des perfectionnements futurs n'arrivent à rendre très précieux ces procédés d'investigation.

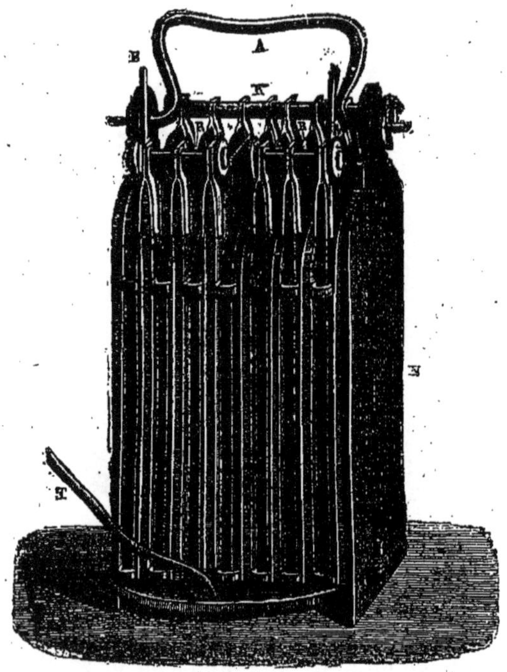

Fig. 32.

§ 3. *Chaleur*. — Faire l'histoire de la galvanocaustique thermique serait assurément trop long et hors de notre sujet; nous ne pouvons qu'enregistrer les découvertes des dernières années.

Tout d'abord les procédés laissaient beaucoup à désirer, mais peu à peu les progrès devinrent rapides et nul doute que la galvanocaustique serait plus employée aujourd'hui, si le thermo-cautère Paquelin n'était venu diminuer de beaucoup son utilité pratique.

Cependant rien n'a pu la remplacer lorsqu'il s'agit de porter, à *froid*, dans une cavité, un cautère qui ne deviendra incandescent qu'au moment où il sera en place.

A l'exposition de 1881 deux fabricants seulement ont exposé des appareils vraiment parfaits; l'un est Français, M. Trouvé; l'autre Allemand, M. Stœhrer, de Leipzig.

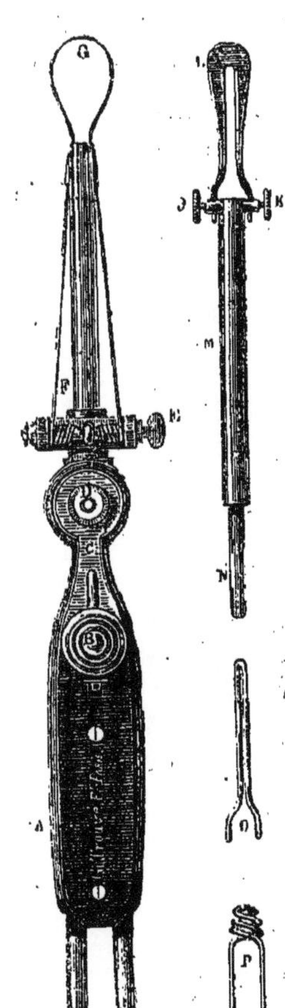

Fig. 33.

Nous avons remarqué avec intérêt les piles et la collection de cautères exposées par M. Stœhrer; il n'y a qu'une critique à faire, c'est que les piles, malgré leur perfection et leur solidité, sont d'un tel volume qu'il est impossible de songer à les transporter.

Au contraire des Allemands, en galvanocaustique comme en induction, ou en toute autre spécialité d'électricité médicale, M. Trouvé s'est attaché à fabriquer des appareils portatifs dans la véritable acception du mot, et il est juste de reconnaître qu'il est, avec M. Gaiffe, le seul constructeur qui livre des instruments absolument portatifs, soit comme induits, soit comme appareils à courants continus.

La pile galvanocaustique Trouvé (fig. 32) est une batterie de plusieurs grands éléments zinc et charbon que l'on plonge dans une auge en caoutchouc durci renfermant une solution de sel chromique. C'est une modification de la pile Grenet primitive, disposée de manière à permettre un démontage facile. L'isolement des diverses pièces est rendu parfait par des jarretières en caoutchouc. On peut à volonté grouper très rapidement les éléments en quantité ou en tension, pour faire varier l'intensité du courant, selon les résistances à vaincre, et de manière à obtenir le maximum d'effet.

Avec cette pile, on emploie le cautère figuré ci-contre (fig. 33). C'est un manche à pédale sur lequel on adapte les différents cautères M, N, O, P.

Le polyscope décrit plus haut peut aussi, comme nous l'avons dit, être employé à la galvanocaustique thermique; dans ce cas, on emploie des cautères différents (fig. 34, 35 et 36), pouvant servir, comme les précédents, à pratiquer des

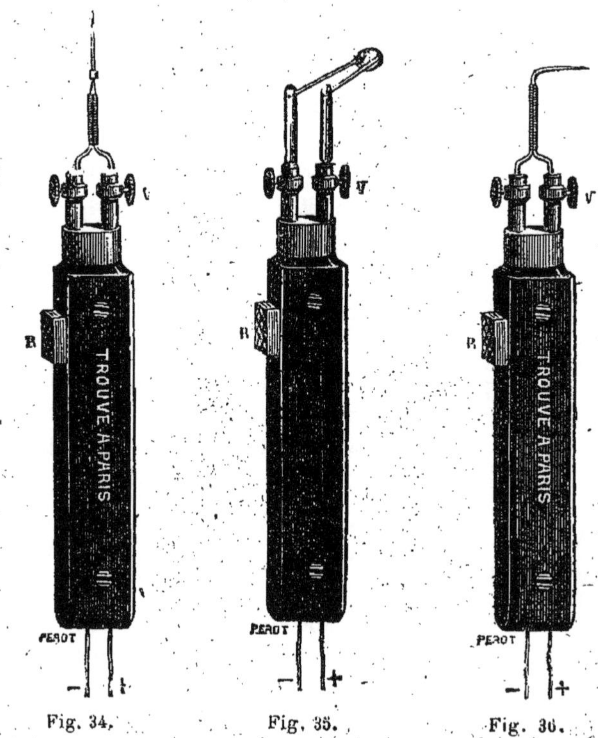

Fig. 34.   Fig. 35.   Fig. 36.

cautérisations ponctuées ou l'ouverture des abcès. Les dentistes les emploient avantageusement pour la cautérisation de la pulpe dentaire.

§ 4. *Effets chimiques.* — Les effets chimiques, si difficiles à éviter dans l'emploi prolongé des courants continus, sont, et surtout seront certainement à l'avenir, utilisés pour obtenir des effets médicaux ou chirurgicaux. Nul doute, en effet, que la *galvanocaustique chimique* ne soit appelée à jouer, dans un temps peu éloigné, un rôle important, comme l'a fort bien fait

ressortir l'éminent électricien M. Tripier, dans les remarquables
conférences qu'il a faites à l'exposition.

L'*électropuncture* des anévrysmes (Dujardin-Beaumetz), le traitement des kystes, leur ouverture, le traitement des petites
tumeurs par la *galva-nocaustique chimique* sont aujourd'hui des
opérations assez fréquentes, et ont presque toujours été suivis
de succès ; les observations de M. Tripier, l'un des promoteurs
de la méthode, et de M. Boudet de Pàris en font foi.

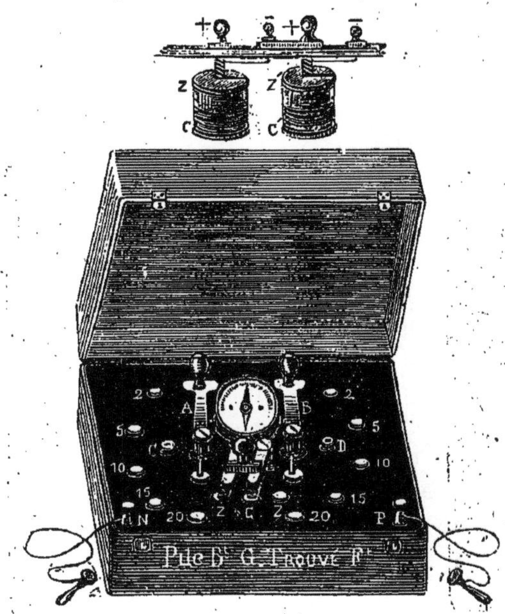

Fig. 37.

M. Boudet de Pàris a même fait construire pour cet usage, par
M. Gaiffe, des excitateurs très ingénieux dont nous recomman-
dons l'emploi à nos lecteurs. Ce sont des excitateurs formés par
un manche à pédale, auquel s'ajuste un conducteur annulaire,
recouvert, si l'on veut, d'une peau de chamois ; l'autre électrode
est représenté par une aiguille qui se meut dans un support, fixé
lui-même et isolé sur le manche principal. L'aiguille est enfoncée
dans la tumeur que l'on veut traiter et le courant est ainsi locali-
sé en une très petite surface au milieu de l'élément morbide,
tandis que l'autre électrode, appliqué sur la peau par le conducteur circulaire, agit faiblement à cause de la grande surface de

celui-ci. Cette disposition très simple est assurément des plus ingénieuses et des plus utiles.

Le même conducteur peut servir à localiser le courant à la surface, dans les électrisations pratiquées au voisinage de l'œil, afin d'éviter des phosphènes. Pour cela on remplace l'aiguille par un bouton de charbon recouvert d'une peau.

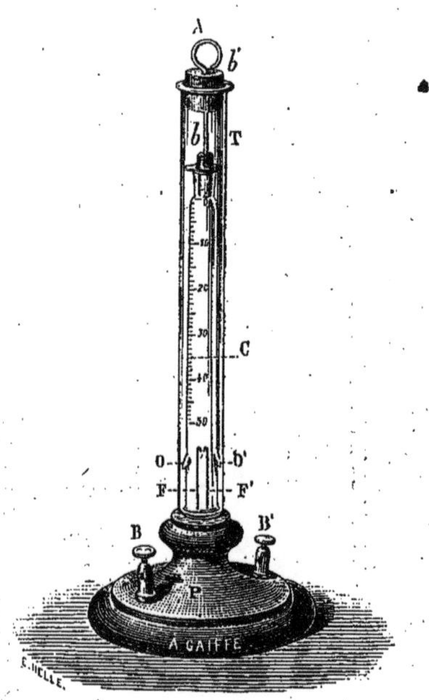

Fig. 38.

Signalons aussi l'excitateur, imaginé également par M. Boudet de Paris, destiné à utiliser pour la révulsion les effets chimiques de la pile. C'est un excitateur en forme d'une plaque circulaire métallique double. Le disque central est, à l'aide d'un anneau d'ivoire, isolé d'un large anneau métallique, et ces deux surfaces représentent les deux pôles de la pile. A l'aide de cet instrument on peut, en un temps très court, variant de quelques secondes à quelques minutes, selon l'intensité du courant employé, produire la rubéfaction ou même la vésication. C'est, on le voit, un véritable perfectionnement obtenu sur le marteau de Mayor.

Les piles employées pour la galvanocaustique chimique sont

les mêmes que celles que nous avons indiquées pour l'emploi des courants continus. Nous pouvons encore recommander la pile très portative de M. Trouvé (fig. 37). Cette pile ne s'use pas en dehors de l'action qu'on lui demande, car elle sèche rapidement.

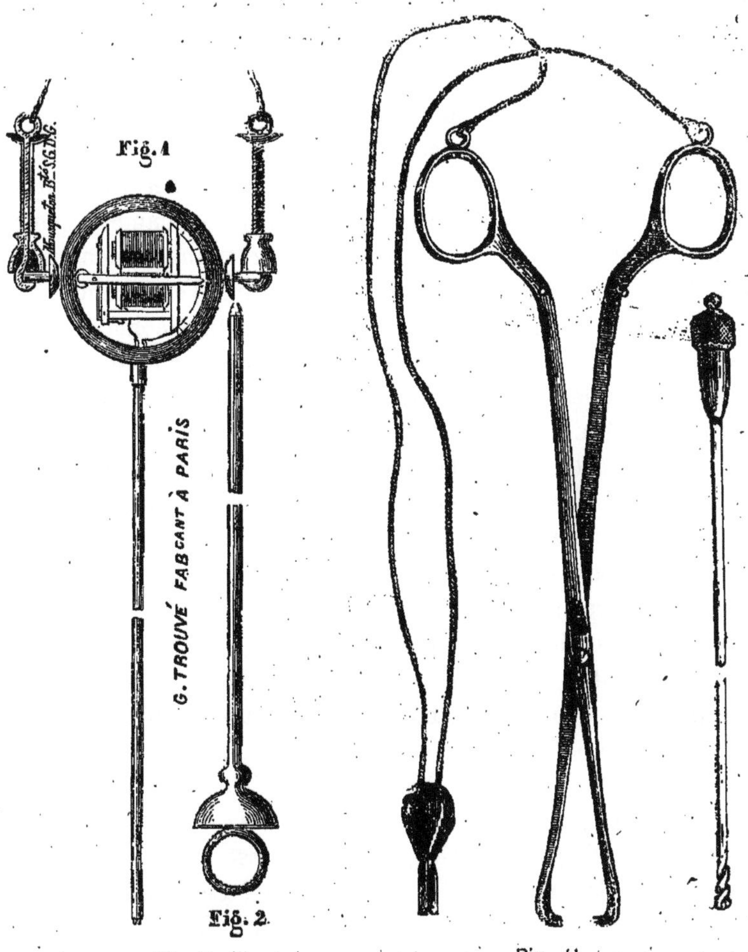

Fig. 40.

Fig 41.

Les éléments sont disposés dans une cuvette d'ébonite ; lorsqu'on veut s'en servir, il suffit de la plonger quelques minutes dans l'eau ; après l'usage il n'y a qu'à la laisser exposée à l'air pendant quelques jours pour la faire sécher.

Il est nécessaire de graduer avec soin l'intensité du courant dans les applications galvanocaustiques, car les effets chimiques de la pile sont très énergiques ; aussi les appareils devront-ils être munis d'un galvanomètre d'intensité et d'un rhéostat gradué en unités de résistance. Au cas où l'on ne posséderait ni galvanomètre d'intensité ni rhéostat, on pourrait à la rigueur mesurer l'énergie du courant avec le voltamètre (fig. 39) construit par M. Gaiffe, en se rappelant que le courant d'intensité égale à 1 milliampère (unité suffisante en électrothérapie) dégage de l'eau, par électrolyse, environ 10 millimètres cubes d'hydrogène et d'oxygène mélangés par minute. (Un courant de 25 à 30 milliampères est déjà d'une énergie considérable.)

§ 5. *Effets magnétiques*. — Les effets magnétiques divers produits par l'électricité ont été utilisés de diverses manières pour faciliter le diagnostic des maladies, soit par simple aimantation d'un fer doux (recherche des balles), soit par l'application au diagnostic des effets merveilleux produits par le téléphone.

Quelques mots d'abord sur l'*explorateur* et *extracteur* électrique des balles ou projectiles métalliques, de M. Trouvé (figures 40 et 41).

Ce petit instrument est le premier imaginé; il comprend trois parties principales : 1° un électro-aimant trembleur, manœuvrant comme une sonnette électrique, muni d'une pile; 2° une sonde; 3° un extracteur. Quand le circuit de l'électro-aimant est fermé, le trembleur se met en marche. Ceci connu, il est facile de comprendre le jeu de l'appareil. Dans la sonde, qui est en matière isolante, passent deux tiges conductrices reliées à la pile et à l'électro; ces deux conducteurs aboutissent à l'extrémité de la sonde. Un des pôles de la pile communique directement à l'électro, l'autre à la sonde, qui elle-même est reliée par un autre fil à ce dernier. Or, qu'on vienne à toucher avec celle-ci un corps conducteur, tel qu'une balle, le circuit est fermé et immédiatement le trembleur se met en marche. Ce premier temps ayant ainsi indiqué la présence et la place du projectile, on procède à l'extraction. Pour cela on prend le tire-balle (fig. 9), qui est formé de deux branches isolées, de telle façon que le circuit électrique se ferme quand les deux extrémités recourbées sont en contact ou lorsqu'elles saisissent un corps métallique. Les deux anneaux sont reliés à l'électro et à la pile par un fil. On comprend dès lors le jeu de l'instrument : dès que la balle est saisie, le trembleur marche et l'opérateur est sûr de tenir le projectile.

Pour la recherche des projectiles, cet instrument, pourtant

très ingénieux, vient d'être surpassé par la balance d'induction de Hughes, employée récemment à la découverte de la balle qui avait frappé le président Garfield. Il nous est impossible de donner la description de ce dernier appareil, qui ne peut guère se comprendre sans figure. Qu'il nous suffise de dire que son usage est basé sur l'emploi du téléphone et du microphone.

La découverte de ces deux nouveaux appareils, téléphone et microphone, dont les effets sont absolument merveilleux, a donné un grand avenir à l'emploi de l'électricité pour l'exploration et le diagnostic des maladies.

Qu'il nous soit permis de rendre ici justice à un éminent confrère, le docteur Boudet de Pàris, dont les découvertes, encore toutes récentes, sont très-intéressantes. M. Boudet de Pàris a en effet poussé très loin le perfectionnement du téléphone et surtout du microphone, qu'il a rendu tellement parfait et tellement sensible qu'il a pu s'en servir pour faire entendre avec la plus grande netteté tous les bruits physiologiques du corps humain, quelle que soit leur délicatesse.

Il ne nous est malheureusement pas possible de décrire ces appareils, un grand nombre d'articles serait pour cela nécessaire ; et plutôt que d'écourter un sujet si nouveau et qui demande à être longuement étudié, nous préférons renvoyer le lecteur aux intéressants articles publiés par l'auteur dans la *Revue mensuelle* (n^{os} de septembre, octobre 1881 et janvier 1882). Citons seulement les principaux instruments exposés au palais de l'Industrie avec leurs applications les plus intéressantes :

Signal électrique de Marcel Deprez, employé comme instrument enregistreur. — *Explorateur laryngien* de Rosapelly, appliqué à l'audition des bruits du cœur, des artères, des muscles, etc. — *Sphygmophone.* — *Microphone à transmission*, d'un emploi très simple et qui fait un merveilleux appareil d'auscultation. — *Myophone*, destiné à l'audition du bruit musculaire, etc.

Enfin, citons pour terminer la sonde microphonique de Thompson, construite en France par M. Chardin. Cet instrument, employé, par le chirurgien anglais, à la recherche des calculs dans la vessie, pourrait peut-être rendre des services, mais il a été jusqu'ici peu utilisé.

CONCLUSIONS.

Pour être fidèle au programme que nous nous étions tracé, en commençant ce travail, il nous faudrait embrasser d'un coup d'œil d'ensemble les travaux accomplis jusqu'ici en électrophysiologie et en électrothérapie.

Ce serait là, en effet, matière à une étude fort intéressante. Mais après mûr examen il nous a semblé que ce serait dépasser le but réel de cette étude : rechercher et étudier les perfectionnements du matériel électrothérapique.

D'ailleurs l'électricité est une science nouvelle, aussi bien au point de vue médical ou physiologique qu'au point de vue industriel; or, lorsqu'une science est encore dans l'enfance, il est bien difficile de traiter rapidement des matières qu'elle peut embrasser.

Nous préférons donc remettre à plus tard l'exposition des conquêtes thérapeutiques faites par les électriciens.

Qu'il nous suffise de mettre aujourd'hui en lumière ce fait indéniable : que si l'avenir scientifique est dans l'électricité, il n'est pas téméraire de supposer que la thérapeutique trouvera dans cet agent puissant un avenir fécond en découvertes merveilleuses et en résultats heureux pour l'humanité.

TABLE DES MATIÈRES